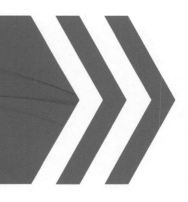

山西医科大学第二医院

肿瘤科 病例精解

主　　编　宋　翔　邢月明　吴　伟
副 主 编　刘　莹　赵　欣　程国华　肖　峰　王志慧
主编助理　李　铮　魏　栋
编　　委（按照姓氏汉语拼音排序）
　　　　　冯　静　何晓瑜　晋　刚　李雅蓉　梁　娟
　　　　　任宏伟　王　轩　吴启龙　武晋荣　薛利利
　　　　　原　强　张　雷　赵福林

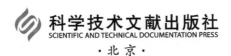

科学技术文献出版社
SCIENTIFIC AND TECHNICAL DOCUMENTATION PRESS
·北京·

图书在版编目（CIP）数据

山西医科大学第二医院肿瘤科病例精解/宋翔，邢月明，吴伟主编.—北京：科学技术文献出版社，2019.3

ISBN 978-7-5189-5254-0

Ⅰ.①山… Ⅱ.①宋… ②邢… ③吴… Ⅲ.①肿瘤—病案—分析 Ⅳ.①R73

中国版本图书馆 CIP 数据核字（2019）第 030415 号

山西医科大学第二医院肿瘤科病例精解

策划编辑：巨娟梅 胡 丹 责任编辑：胡 丹 责任校对：张吲哚 责任出版：张志平

出 版 者	科学技术文献出版社	
地 址	北京市复兴路 15 号 邮编 100038	
编 务 部	（010）58882938，58882087（传真）	
发 行 部	（010）58882868，58882870（传真）	
邮 购 部	（010）58882873	
官 方 网 址	www.stdp.com.cn	
发 行 者	科学技术文献出版社发行 全国各地新华书店经销	
印 刷 者	北京虎彩文化传播有限公司	
版 次	2019 年 3 月第 1 版 2019 年 3 月第 1 次印刷	
开 本	787×1092 1/16	
字 数	155 千	
印 张	13.5	
书 号	ISBN 978-7-5189-5254-0	
定 价	98.00 元	

序

　　医疗技术的突飞猛进和交叉融合给健康带来了福音，大数据和人工智能的开发利用把医疗技术推向一个以往难以企及，但如今却可能成为现实的时代。随着这些新理念、新技术的落地，医疗健康日益受到人们的重视。毋庸置疑，所有这些技术都是借助医务人员的智慧与汗水，通过一个个具体的案例完成的。如果能把这些案例加以归类、总结、提炼和升华，那么这些案例将不再仅仅是存在于医院病案室的档案，而是可以借助出版平台进一步传播，让更多的临床医师快速掌握疾病的诊疗思路，提高诊疗水平的阶梯。如此，原本局限于某家医院某个科室的一个案例，完全有可能通过多层次大范围的链接，延伸为可供临床借鉴和参考的范例，最大限度地发挥其示范效应，最终使患者获得最大的受益，即临床治疗的效果。这一实践也正好符合分级诊疗和医疗资源下沉的顶层设计。

　　随着诊疗技术的发展和对疾病诊疗精准化的要求越来越高，专业的划分也越来越细，因此，一本书中难以包罗万象。我们以丛书的形式，将临床多个学科的案例进行分门别类地梳理，以便最大限度地展示相关学科精彩纷呈的工作。阅读这套丛书，读者会从另一个侧面感受到医务人员鲜为人知的故事，比如为了开展一项新技术，如何呕心沥血，千里迢迢甚至远涉重洋，学习交流取经；为了治疗一种复杂疾病，如何组织多学科协作公关等。有时风平浪静，有时惊涛骇浪，无论遇到什么情况，作为实施医疗

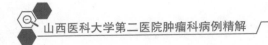

工作的一线人员，总是犹如千里走单骑，又犹如弹奏钢琴曲，可谓剑胆琴心。

这套丛书的一个亮点是按照病例摘要、病例分析和专家点评的编排体系，把每个病例按照临床实践中三级医师负责制的实际工作场景真实地予以再现，从中可以看到专业理论、医疗技术、临床思维有机结合的精彩画面。这样编排的好处是有利于临床医师和有一定文化背景的非专业人士，对某一疾病透过现象看本质，从疾病的主诉入手，利用现有的和可以进一步检查得到的资料，由浅入深，由此及彼，最终获得规律性的素材，据此抽丝剥茧，通过逻辑推断，获得正确的认识和结论，即临床诊断；接下来进行相关的个性化治疗，为广大患者造福。可以毫不夸张地讲，疾病诊断和治疗的过程有时候丝毫不亚于福尔摩斯对复杂案例的侦探和破解。

值此山西医科大学第二医院百年华诞之际，我们策划出版《山西医科大学第二医院病例精解》系列丛书，通过病例这个媒介，记录下我们医院百年来各科室的优秀学术思想和成果。如果把一个个的案例比作鲜花丛中的一朵朵蓓蕾的话，那么该系列丛书必将喷出醉人的芳香，将为实现人人健康、全民健康、全程健康的顶层设计做出贡献。

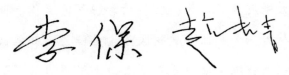

二〇一九年一月十九日

前　言

　　本书是山西医科大学第二医院肿瘤科从众多病例中精心挑选的 38 个临床病例的经验总结，涵盖头颈部、胸部、消化道、女性生殖系统、骨和软组织、中枢神经系统等多个部位的多种肿瘤，如恶性淋巴瘤、乳腺癌、皮肤癌及恶性黑色素瘤等。涉及肿瘤放疗、化疗、靶向与生物免疫治疗、姑息支持治疗和综合治疗等多种治疗方法。从疾病诊断、治疗和预后等各方面进行分析，既有临床一线标准治疗，又有最新的前沿进展，集专科的深入探讨与多学科的密切合作于一体，是集体智慧的结晶，能使读者对疾病有更全面和深入的了解。

　　本书所有病例全部来自临床，可以培养基层医师的临床思维，不失为一本对基层医务工作者、刚步入临床工作的实习医师、研究生和低年资住院医师有实际指导意义的参考工具书。感谢患者让我们学习成长，共同进步，也希望与广大读者共鸣，从经验总结中不断提高临床诊治水平！

二〇一九年一月廿八日

目　录

第九章　皮肤癌及恶性黑色素瘤

第十章　癌痛管理

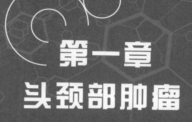

第一章
头颈部肿瘤

001　诱导治疗后同步放化疗治疗鼻咽癌 1 例

病例介绍

　　患者，女，21 岁。2017 年 1 月 13 日发现右颈肿块，质硬，后肿块渐增大至 6cm×7cm，边界不清伴轻度压痛，无眼球运动障碍、上睑下垂、复视，嗅觉异常，无进食呛咳、声音嘶哑等症状。2017 年 2 月于我院就诊，行鼻咽喉镜检查示鼻咽新生物。病理活检：（鼻咽后壁右侧下端新生物）上皮下可见弥漫性小圆形肿瘤细胞浸润；（鼻咽后壁）上皮下可见弥漫小圆形细胞浸润伴坏死及肉芽形成。符合鼻咽低分化癌，部分呈非角化鳞状上皮分化。免疫组化：AE1/AE3（+），CD20（-），CD3（-），CD99（+），Vimentin

笔记

（部分＋），TdT（个别＋），Ki67（80%～90%，＋），P63（上皮
＋），CgA（－），CD56（－），Syn（－）。颈部淋巴结超声：右颈
Ⅱ、Ⅲ、Ⅴ区可见散在低回声结节。左颈Ⅱ、Ⅲ、Ⅴ区可见散在低
回声结节。B超引导下右颈淋巴结穿刺活检病理：可见巢团状小圆
细胞浸润，伴坏死，考虑转移性低分化癌，鼻咽癌来源鼻咽？EB
病毒DNA：阳性。头颈、鼻咽MRI示鼻咽后壁占位，双侧颈鞘周
围淋巴结肿大（图1）。

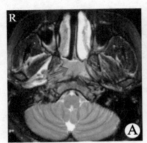
A：横断位

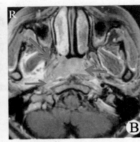
B：横断位

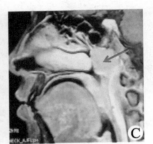
C：矢状位

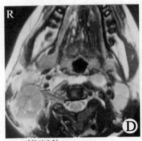
D：横断位

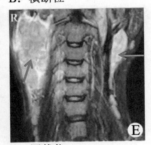
E：冠状位

图1 MRI示鼻咽腔内
肿块填充，咽隐
窝消失，肿块局
部超出咽腔侵犯
颈鞘，右侧翼内
肌受侵，增强扫
描示肿块强化

　　2017年3月1日再次就诊我院，行吉西他滨＋顺铂（GP）化
疗，治疗中检查可见肿瘤明显缩小（图2）。化疗4周期后给予局
部调强放疗，同期顺铂单药化疗。放疗靶区包括影像可见的原发
灶、转移淋巴结、整个鼻咽腔黏膜、后鼻孔、后组筛窦、颅底孔
道、咽旁间隙、颈部预防照射淋巴引流区。处方剂量70Gy，复查
MRI示鼻咽部肿块消失，未见双侧淋巴结肿大（图3）。

笔记

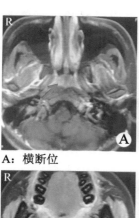
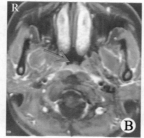
A：横断位　　　　　B：横断位　　　　　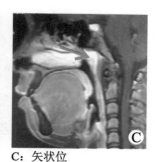
C：矢状位

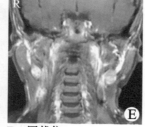
D：横断位　　　　　E：冠状位

图2　MRI 示鼻咽部肿块及颈部淋巴结明显缩小

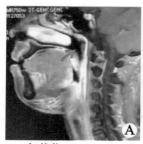
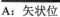
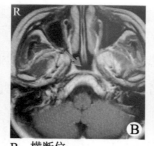
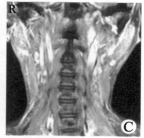
A：矢状位　　　　　B：横断位　　　　　C：冠状位

图3　MRI 示鼻咽部肿块消失，未见颈部淋巴结肿大

病例分析

鼻咽癌（nasopharyngeal carcinoma，NPC）是一种具有中国特色的头颈部肿瘤，我国广东省发病率最高，欧美普遍发病率较低。对于 NPC 的诊治我国一直处于国际领先地位。NPC 特点是男性多见，男女比例（2.4~2.8）∶1，高峰年龄为 30~60 岁，病理以鳞癌多见。临床表现包括回吸性涕血、鼻塞、耳鸣、头痛、面麻、复

笔记

视等症状。NPC淋巴引流丰富，常见双侧多发淋巴结转移，通常是沿淋巴引流方向依次转移，较少跳跃。一般认为其前哨淋巴结为咽后淋巴结。患者首诊时应行详细颅神经检查以明确有无颅神经受累，同时初步估计肿瘤侵犯的部位及路径。鼻咽喉镜及鼻咽颈部MRI/CT可评估肿瘤侵犯范围及区域淋巴结转移状态。胸部CT、骨扫描等评估是否存在远处转移。

由于鼻咽周围解剖结构复杂，手术区域暴露不佳，容易侵犯颅内结构且多发融合双颈淋巴结转移，所以手术难以根治，放疗是首选的治疗手段。早期患者采用单纯放疗可达到根治效果，但临床上80% NPC为局晚期。局晚期多采用放疗＋化疗、放疗＋靶向等综合治疗模式。晚期以化疗为主，含铂双药方案。残存及局部复发患者可手术挽救。

虽然同步放化疗是局晚期NPC主要治疗手段，但事实上局晚期包括了不同预后的患者亚组，对于高转移风险组单纯同期放化疗效果不佳，这部分患者治疗上需要强化。因此，探讨新的放化疗结合模式是治疗的关键。已有研究证实辅助化疗不能使高发区NPC生存率提高，诱导化疗或可成为最佳候选方案。

2017美国临床肿瘤学会（American Society of Clinical Oncology，ASCO）年会上我国学者就局晚期NPC给予诱导化疗＋同期放化疗对比单纯同期放化疗的Ⅲ期临床研究进行了口头汇报：相对于放疗需要准备时间、口腔处理、制定放疗计划等工作，诱导化疗则具有无需准备、起效快的优势（短期内可减少肿瘤负荷；我国常见病理类型非角化未分化鳞癌对化疗敏感；可迅速缓解对周围组织压迫；减轻神经受损症状；放疗前血供良好，更有利于化疗药物到达肿瘤部位；杀灭远处亚临床转移灶；放疗前患者营养状况良好，有更好耐受性等）。对于T_4或N_2/N_3局晚期患者，顺铂－氟尿嘧啶（PF）

方案诱导化疗序贯同期放化疗较单纯同期放化疗可提高无进展生存期（progression free survival，PFS），显示较好耐受性及疗效。

2018 美国放射肿瘤学学会（American Society for Radiation Oncology，ASTRO）年会上，我国一项"雷替曲赛联合顺铂诱导化疗后序贯同步放化疗治疗局晚期 NPC 的疗效"的研究进行了大会壁报交流，2 年总生存期（overallsurvival，OS）为 91%，2 年无局部复发率为 96%，无远处转移率为 88%。这种诱导加同步的治疗模式对于高危局晚期 NPC 具有较好疗效，对于这部分远处转移高危患者可考虑行诱导化疗。在调强放疗年代，诱导化疗还具有降低远处转移的优势。

以适形调强放疗（intensity modulated radiotherapy，IMRT）为基础的同步放化疗是局晚期 NPC 经典治疗手段，IMRT 技术的优势在 NPC 患者得到最大呈现。在保证靶区剂量的同时，更好的保护了周围正常组织，大大提高了疗后生活质量。头颈部肿瘤移动度小，局部控制率与剂量密切相关且周围器官较多，成为肿瘤剂量提升的限制因素，因此，IMRT 是 NPC 治疗的最佳选择。NPC 的 IMRT 生存结果显示 5 年局部复发率为 10%，较二维时代明显下降。

此患者原发灶突破鼻咽腔侵犯到咽旁、同时可见右侧翼内肌受侵及双颈多个融合肿大淋巴结，全身检查未见远处转移。根据美国癌症联合会（American Joint Committee on Cancer，AJCC）第 8 版癌症分期系统诊断为 $T_2N_3M_0$（ⅣA 期），我国 NPC 2008 分期为 $T_3N_2M_0$（Ⅲ期），为局晚期病变。考虑瘤负荷较大，放疗效果可能不理想，故推荐诱导化疗 + 同期放化疗的治疗模式。诱导化疗方案选择 GP，4 周期后复查可见肿瘤明显缩小，疗效评价部分缓解（partial response，PR）。后给予调强放疗，同期顺铂单药化疗。放疗期间每周进行血常规及口腔皮肤检查。放射性黏膜炎一般在放疗 2 周左右出现，查体可

笔记

见黏膜点状假膜覆盖或小溃疡形成。给予黏膜保护剂口服及营养指导后，患者均能顺利完成本周期治疗。同时强调功能锻炼的重要性。放疗后鼻咽/颈部淋巴结残留或复发，可考虑行手术挽救。

🏥 病例点评

1. 基于国内外各大指南，NPC 首选治疗手段是根治性放疗。放疗靶区精准勾画及给予根治性剂量对于患者的生存非常重要。同时 NPC 也是使用调强放疗技术的最佳病种。

2. 对于局晚期 NPC，瘤负荷较大，诱导化疗是获益的，但是诱导化疗周期数存在争议。

3. 因放疗靶区较大，放疗期间营养支持及黏膜炎的预防非常重要，按照营养供给原则，根据患者情况选择口服营养液、留置营养管肠内或肠外营养支持，以保证放疗的正常进行。

参考文献

1. 李晔雄. 肿瘤放射治疗学（第 5 版）. 北京：中国协和医科大学出版社，2018.
2. 美国国家综合癌症网络. NCCN 临床实践指南：头颈部肿瘤（2018. V2）. 美国，奥兰多：第 23 届美国国家综合癌症网络年会，2018.
3. Fen Xue, Hu C, He X. Induction chemotherapy followed by intensity-modulated radiotherapy with reduced gross tumor volume delineation for stage T3-4 nasopharyngeal carcinoma. Onco Targets Ther, 2017, 10：3329 - 3336.
4. 陈明远. 局晚期鼻咽癌诱导化疗联合同期放化疗对比单纯同期放化疗的 III 期临床研究（口头报告）. 美国，芝加哥：第 53 届美国临床肿瘤学会，2017.
5. 胡德胜. 雷替曲塞联合顺铂诱导化疗后联合同步放化疗局部晚期鼻咽癌的放疗和安全性研究（壁报交流）. 美国，圣安东尼奥：第 69 届美国放射肿瘤学会年会，2018.

（刘莹　何晓瑜　整理）

002 根治性放疗声门型喉癌 1 例

病例介绍

　　患者，男，61 岁。2016 年出现声音嘶哑，就诊于某医院，行间接喉镜检查诊断为"咽喉炎"，雾化治疗效果差。2017 年 10 月初于我院就诊，行喉增强 CT 可见声门区局部增厚，双颈未见肿大淋巴结（图 4）。胸部 CT 及腹部彩超未见异常，颈部淋巴结超声未见异常。鼻咽喉镜示双侧声带均可见新生物，表面不光滑并伪膜附着，右侧显著，披裂光滑，梨状窝淋巴滤泡增生。2017 年 10 月 11 日喉镜病理回报右侧声带被覆鳞状上皮高级别上皮内瘤变，可见间质浸润，考虑中分化鳞状细胞癌。入院诊断为声门型喉癌 $T_1N_0M_0$，于我科行根治性放疗。

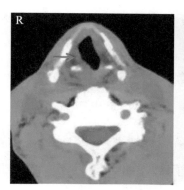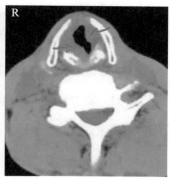

图 4　治疗前 CT 示声门区局部增厚，双颈未见肿大淋巴结

　　治疗后复查 CT 示右侧声带轻度增厚，考虑治疗后改变。颈部软组织结构对称，无异常肿块（图 5）。2018 年 11 月 20 日电话随访，患者生活如常，主诉无不适。

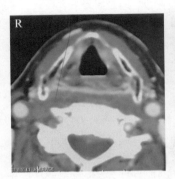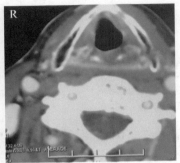

图 5　CT 示右侧声带轻度增厚，颈部软组织结构对称，无异常肿块

病例分析

喉癌作为一种临床上较常见的头颈部恶性肿瘤，发病年龄50～70岁，男性多见，男女比例为4:1。根据相关影像学及内镜检查分为声门上区癌、声门区癌、声门下区癌。区分以上部位有助于我们了解其生物学行为、淋巴结转移规律，决定治疗模式及判断预后。

声门型最常见，约占60%，常以声音嘶哑、咽痛为首发症状。其分化程度最好，多为高分化鳞癌，此部位淋巴引流不丰富，故肿瘤多局限于声门区，极少出现淋巴结转移（T_1病变淋巴结转移率为0，T_2<5%）。基于以上特点声门型喉癌特别适合选择局部治疗手段（放疗或手术），放疗保留发音功能明显好于手术，基于患者保喉功能的需求，可作为首选。早期喉癌可采用单纯手术或根治性放疗。局晚期更加强调多学科综合治疗（Multidisciplinary treatment，MDT）模式，其中主要是手术与放疗的排列组合。国外多主张术后放疗，而我国术前放疗有着丰富的经验，其优点是可筛选出原本需要全喉切除但放疗后可行保喉手术的患者。而对于坏死性溃疡病

变、骨明显受侵或气道梗阻者，推荐手术＋术后辅助放疗。综上，局晚期可采用的治疗模式有：手术＋术后放（化）疗；术前放（化）疗＋手术；新辅助放（化）疗肿瘤消退满意可考虑继续放疗至根治剂量；不能耐受同步放化疗的可考虑放疗＋靶向（EGFR 单克隆抗体）。先行手术者术后放疗指征如下：切缘不净或安全界不够；T_3、T_4 病变；＞N_1 淋巴结转移或包膜受侵；软骨受侵；神经受侵；软组织受侵。单用化疗不能治愈，需配合放疗使用，方案可选择多烯紫杉醇（TXT）＋顺铂（CDDP）＋氟尿嘧啶（5-FU）联合放疗（TPF），但临床观察患者耐受不佳，我科多使用泰素帝联合顺铂（TP）、多西他赛联合顺铂（DP）等方案。

此患者为声门型喉癌 T_1N_0，基于患者保喉需求，推荐行根治性放疗。根据其分期，靶区设计包括全喉即可，一般不需做颈部淋巴结预防照射。对于 T_2N_0 包括全喉＋双侧部分Ⅲ区。处方给到根治剂量 66 ~ 70Gy。放疗期间给予布地奈德雾化吸入及皮肤保护。放疗同时口服黏膜保护剂预防黏膜炎，此患者放疗顺利耐受。疗末复查咽喉 CT 报告示右侧声带局限增厚，增强可见均匀强化，颈部未见肿大淋巴结。对于疗终影像有残存者，建议观察 3 个月，大部分患者无复发征象或病灶完全消失。对于仍残存者可内镜下活检，如为肿瘤残存可考虑手术挽救。

📋 病例点评

1. 早期声门型喉癌，根治性放疗是其首选的治疗手段。其与根治性手术相比，具有相同的疗效。但放疗更加有利于保留发音功能，提高了患者疗后的生活质量。此患者放疗后发音功能较好，定期复查无复发征象。

2. 确诊喉癌的患者，尤其对于吸烟酗酒者，应谨慎排除第二原发肿瘤。喉癌合并第二原发肿瘤概率为 20% 左右。应同时行胃镜、胸部 CT 等检查。

参考文献

1. 中国临床肿瘤学会指南工作委员会 . 中国临床肿瘤学会（CSCO）头颈部肿瘤诊断指南 2018. V1. 江苏，南京：中国临床肿瘤学会指南发布会，2018.

2. 李晔雄 . 肿瘤放射治疗学（第 5 版）. 北京：中国协和医科大学出版社，2018.

3. 美国国家综合癌症网络 . NCCN 临床实践指南：头颈部肿瘤（2018. V2）. 美国，奥兰多：第 23 届美国国家综合癌症网络年会，2018.

4. 罗京伟，徐国镇，高黎 . 头颈部肿瘤放射治疗图谱（第 2 版）. 北京：人民卫生出版社，2012：149 – 173.

5. 罗京伟，徐国镇，高黎 . 放疗技术本身对早期声门型喉癌治疗效果的影响 . 国外医学临床放射学分册，1998，21（3）：186 – 189.

（刘莹　何晓瑜　整理）

第二章
胸部肿瘤

003 局部晚期肺癌综合治疗 1 例

病例介绍

　　患者，男，72 岁。高血压病史 7 年，糖尿病病史 2 年，无肿瘤疾病家族史。2015 年 10 月初"感冒"出现反复发热，体温最高达 40℃，对症治疗可缓解；10 月 25 日因再次出现发热，行胸部 X 线片检查，提示右肺炎症可能，胸部 CT 检查提示右肺上叶占位病变，伴阻塞性肺炎、纵隔淋巴结肿大、双侧胸膜增厚及少量胸腔积液，CT 引导下穿刺活检病理示右肺腺癌，EGFR 及 ALK 阴性，完善全身检查未见转移征象，最终诊断：右肺腺癌（$T_{2b}N_2M_0$，ⅢA 期，AJCC 第 7 版），患者的体力活动状态（performance status，PS）评分 2 分。外科评估后不能耐受手术。

笔记

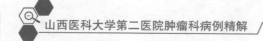
2016年1月19日开始给予内科治疗，吉西他滨＋卡铂化疗2周期，预防性G-CSF支持治疗，平稳耐受；3月10日复查胸部CT，提示右肺肿块体积变化不明显，为进一步控制肿瘤，换用多西他赛＋奈达铂化疗1周期，化疗后患者出现明显全身反应（乏力、纳差，伴消瘦），本人拒绝继续化疗。2016年4月初开始口服阿帕替尼治疗，剂量250mg/d，2周后复查胸部CT示右肺肿块体积明显缩小，继续口服阿帕替尼治疗，7月6日再次复查胸部CT，疗效评估显示肿瘤体积继续缩小（肿瘤控制达PR），继续原剂量口服阿帕替尼治疗。口服阿帕替尼治疗2个月后监测血常规提示血小板减少，出现Ⅱ度骨髓抑制毒性，支持治疗，血小板计数维持稳定，阿帕替尼125mg/d维持治疗。2016年11月初复查胸部CT，提示右肺肿块较前一次复查增大，为提高肿瘤局部控制效果，原发灶给予调强放疗（Dt 60Gy/30f）；局部放疗结束1个月后于2017年1月复查胸部CT，提示右肺肿块体积进一步缩小，继续阿帕替尼250mg/d维持治疗，耐受好。

🔬 病例分析

该患者肺腺癌EGFR及ALK阴性，属局晚期无驱动基因突变的非鳞非小细胞肺癌，综合评估不能耐受手术。目前NCCN、ESMO及CSCO指南一致推荐放化疗的综合治疗为标准治疗，其中同期放化疗疗效最佳，化疗放疗的序贯治疗次之，临床上根据患者身体状况选择。

局晚期肺腺癌的一线化疗方案为第3代化疗药（培美曲塞、紫杉类、吉西他滨）联合铂类，其中以培美曲塞联合铂类为最佳，该患者较遗憾的是因经济原因未能选择。

该患者第1阶段化疗吉西他滨联合卡铂2周期，疗效评估肿瘤稳定（图6，图7），肿瘤负荷有增加趋势；随后选择多西他赛联合奈达铂行二线化疗1周期，毒副作用较大，耐受差，患者拒绝继续使用化疗药治疗。

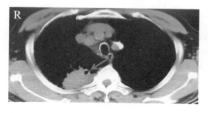 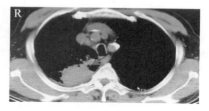

图6 治疗前胸部CT（2016年1月7日） 图7 联合化疗2周期后胸部CT（2016年3月10日）

临床上对于不能耐受或拒绝静脉化疗的驱动基因阴性的肺腺癌患者，抗血管治疗药物及免疫检查点抑制剂成为最佳选择，该患者口服阿帕替尼治疗，疗效评估显示肿瘤明显缩小（图8，图9）；在口服阿帕替尼治疗时需密切关注患者血压、尿蛋白及血常规指标。该患者毒副作用主要表现为骨髓抑制毒性，需要药物干预支持治疗并减量维持治疗（图10）。

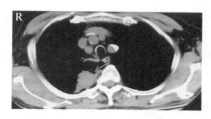 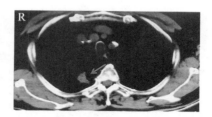

图8 阿帕替尼治疗2周后胸部CT（2016年4月14日） 图9 阿帕替尼治疗3个月后胸部CT（2016年7月6日）

患者在口服阿帕替尼治疗过程中，出现原发灶较前增大，临床上评估为缓慢进展。对于肿瘤局部缓慢进展的患者，一般的治疗原则是继续原方案治疗，可联合局部治疗手段进一步控制肿瘤，减轻瘤负荷（图11），使患者的治疗效益最大化。该患者加用了局部调强放疗，在肺癌放疗过程中需密切关注肺相关损伤（放射性肺炎），

笔记

积极预防。放疗结束后评估疗效显示肿瘤缩小（图12，图13）。患者继续口服阿帕替尼维持治疗。

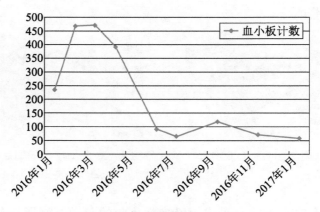

图 10　血小板计数变化（×10^9/L）

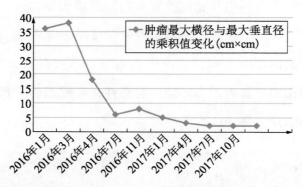

图 11　肿瘤最大横径与最大垂直径的乘积值变化（cm × cm）

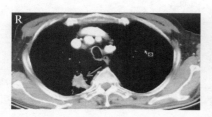

图 12　阿帕替尼治疗 6 个月后胸部
　　　 CT（2016 年 11 月 9 日）

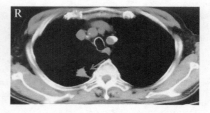

图 13　阿帕替尼联合局部放疗治疗 1 个
　　　 月后胸部 CT（2017 年 1 月 5 日）

综合上述分析，我们在临床实践中需关注：第一，方案的选择要兼顾疗效和毒性；第二，治疗相关毒副作用的预防及处理。

病例点评

该患者肺腺癌，驱动基因 EGFR 及 ALK 阴性，属无驱动基因突变的非鳞非小细胞肺癌，治疗比较规范，其中有 2 点值得临床关注：

1. 阿帕替尼的选择。目前对于无驱动基因突变的晚期非小细胞肺癌，化疗联合抗血管生成药物（贝伐珠单抗）为标准的一线治疗，且贝伐珠单抗可以跨线使用（与化疗联合，一般不单药使用）。阿帕替尼作为同类药物，最大优势是口服制剂，可单药使用，便于家庭治疗。目前国内多项关于阿帕替尼二线治疗晚期非鳞非小细胞肺癌患者的 Ⅱ 期临床研究，提示阿帕替尼组可显著提高晚期肺癌患者肿瘤控制率，改善生存质量及延长生存期。临床上二线化疗后的肺腺癌患者可选择。目前一项关于晚期 EGFR 野生型、非鳞非小细胞肺癌二线化疗失败或复发的 Ⅲ 期临床研究已完成入组，期待试验结果公布。

2. 全身治疗过程中局部治疗手段的应用。尤其是各种靶向及免疫治疗过程中，局部肿瘤缓慢进展的患者，应积极应用各种可能的局部治疗手段（如手术、放疗、介入及消融），使肿瘤得到进一步控制，使治疗获益最大化。

参考文献

1. Ettinger DS, Wood DE, Akerley W, et al. NCCN Guidelines Insights：Non-Small Cell Lung Cancer, Version 4. 2016. J Natl Compr Canc Netw, 2016, 14（3）：255 – 264.

2. 陆舜，周彩存，程颖，等. 中国临床肿瘤学会（CSCO）原发性肺癌诊疗指南 2016. V1. 北京：中国临床肿瘤学会原发性肺癌诊疗指南发布会，2016.

3. Ohe Y, Ohashi Y, Kubota K, et al. Randomized phase Ⅲ study of cisplatin plus

irinotecan versus carboplatin plus paclitaxel, cisplatin plus gemcitabine, and cisplatin plus vinorelbine for advanced non-small-cell lung cancer: Four-Arm Cooperative Study in Japan. Ann Oncol, 2007, 18 (2): 317－323.

4. Scagliotti GV, Parikh P, von Pawel J, et al. Phase III study comparing cisplatin plus gemcitabine with cisplatin plus pemetrexed in chemotherapy-naive patients with advanced-stage non-small-cell lung cancer. J Clin Oncol, 2008, 26 (21): 3543－3551.

5. Fossella F, Pereira JR, von Pawel J, et al. Randomized, multinational, phase III study of docetaxel plus platinum combinations versus vinorelbine plus cisplatin for advanced non-small-cell lung cancer: the TAX 326 study group. J Clin Oncol, 2003, 21 (16): 3016－3024.

6. Curran WJ Jr, Paulus R, Langer CJ, et al. Sequential vs. concurrent chemoradiation for stage III non-small cell lung cancer: randomized phase III trial RTOG 9410. J Natl Cancer Inst, 2011, 103 (19): 1452－1460.

7. Auperin A, Le Pechoux C, Rolland E, et al. Meta-analysis of concomitant versus sequential radiochemotherapy in locally advanced non-small-cell lung cancer. J Clin Oncol, 2010, 28 (13): 2181－2190.

8. Zhang L, Shi M, Huang C, et al. A phase II multicenter placebocontrolled trial of apatinib in patients with advanced nonsquamous non-small cell lung cancer (NSCLC) after two previous treatment regimens. J Clin Oncol, 2012: Abstr7548.

9. Wu FY, Zhang SJ, Ren SX, et al. Safety and efficacy of apatinib in patients with previously heavily treated advanced non-squamous non-small-cell lung cancer. J Thorac Oncol, 2017, 12 (1): 1286－1287.

（程国华　整理）

004. 小细胞肺癌综合治疗 1 例

病例介绍

　　患者，男，53 岁。于 2017 年 3 月初无明显诱因出现间断胸憋伴气紧，活动后加重，休息后可缓解。无咳嗽、咳痰、痰中带血，无发热、乏力、午后低热、盗汗、体重减轻等症状，未重视及进一步诊治。2017 年 5 月 18 日胸憋、气紧症状加重，伴呼吸困难，就诊于当地医院，行胸部 CT（图 14）。2017 年 5 月 22 日就诊于我院呼吸科，行支气管镜及胸水病理检查，诊断为"左肺小细胞肺癌左侧胸膜转移"，头颅核磁及全身骨扫描未见转移，行依托泊苷 + 顺铂（EP）方案化疗 5 周期，2 周期（图 15）及 4 周期（图 16）化疗结束后胸憋、胸痛症状基本缓解，复查胸部 CT 示左肺部肿瘤灶明显缩小，左肺复张，左侧胸腔积液消失，病情评效为 PR。2017 年 9 月 5 日转至我科行肺部肿瘤灶调强放疗（45Gy/3Gy/15f），同期第 6 周期 EP 方案化疗，后复查胸部 CT 病情评效仍为 PR（图 17）。2017 年 11 月 16 日始在我科行全脑预防照射（25Gy/2.5Gy/10f），后定期复查胸部 CT 未见明显进展（图 18，图 19）。

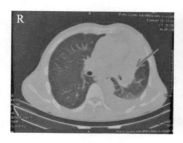
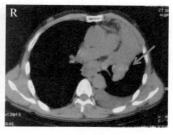

图 14　首次治疗前胸部 CT 示左肺门占位，左侧胸腔积液，左肺不张（2017 年 05 月 18 日）

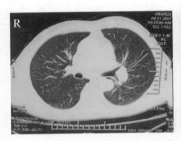
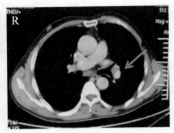

图15　EP方案化疗2周期后胸部CT示左肺部肿瘤灶明显
缩小，左肺复张，左侧胸腔积液消失（2017年7月
13日）

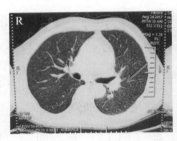
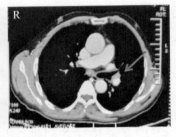

图16　EP方案化疗4周期后胸部CT示对比2周期化疗后
未见明显变化（2017年8月24日）

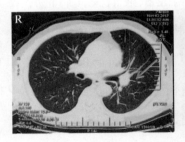
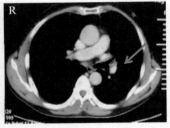

图17　EP方案化疗6周期及肺部放疗后胸部CT示对比4
周期化疗后未见明显变化（2017年11月3日）

　　2018年7月初患者出现间断头晕、头痛，无呕吐，行头颅核磁示多发脑转移（图20）。2018年7月16日始行伊立替康＋卡铂（IC）方案2周期结束后评估肺部肿瘤灶为病情稳定（stable disease，SD），脑转移灶为PR，头晕、头痛症状基本缓解（图21，图22）。4周期化疗结束后评估脑转移灶为病情进展（progressive disease，PD）（图23），肺部肿瘤灶为SD（图24），同时患者出现左肩部疼痛，行全身骨扫描示左侧肩胛骨骨转移。因化疗期间多次Ⅳ度骨髓抑制，且脑转移灶进展，暂停化疗，给予口服甲磺酸阿帕替尼抗血管治疗，同时定期给予磷酸盐治疗骨转移。

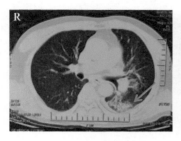
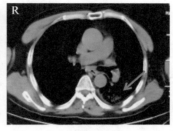

图18　EP方案化疗6周期及肺部放疗后4月余胸部CT示
　　　左肺炎症（2018年1月30日）

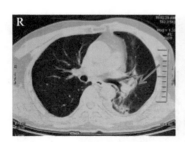
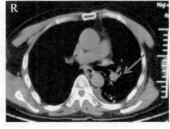

图19　EP方案化疗6周期及肺部放疗后6月余胸部CT示
　　　左肺炎症（2018年4月16日）

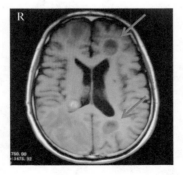

图20　脑预防照射8个月后头颅MRI示多发脑转移（2018
　　　年7月12日）

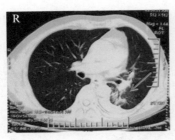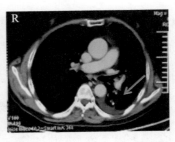

图 21　IP 方案化疗 2 周期后胸部 CT 示左肺炎症，少量胸腔积液（2018 年 8 月 31 日）

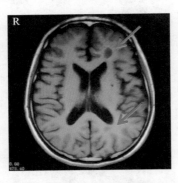

图 22　IP 方案化疗 2 周期后头颅 MRI 示脑转移瘤较前明显缩小（2018 年 9 月 2 日）

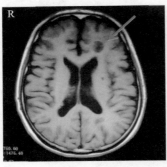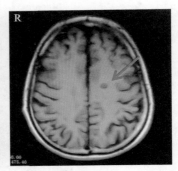

图 23　IP 方案化疗 4 周期后头颅 MRI 示脑转移瘤较前增大，转移灶较前增多（2018 年 11 月 16 日）

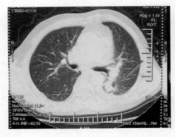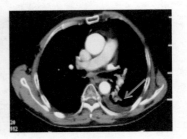

图 24　IP 方案化疗 4 周期后胸部 CT 示左肺炎症，少量胸腔积液（2018 年 11 月 19 日）

病例分析

　　小细胞肺癌（small cell lung cancer，SCLC）是肺癌常见的病理类型，约占所有原发性支气管肺癌的 15%，具有侵袭性强和早期即发生血液或淋巴结转移等特点，因此，确诊时局限期（limited disease，LD）占 1/3，广泛期（extensive disease，ED）占 2/3。有研究报道，未经治疗的 SCLC 患者中位生存期仅为 2~4 个月，而采取综合治疗的 LD 患者中位生存期可达 15~20 个月，ED 患者的中位生存期为 8~13 个月。

　　确诊为 SCLC 的患者治疗前需谨慎和充分的分期，根据美国国立综合癌症网络（National Comprehensive Cancer Network，NCCN）指南，只有 TNM 分期为 I 期（$T_{1-2}N_0M_0$）的患者适合接受手术治疗，而这部分患者仅有不足 5%。可选择肺叶或全肺切除联合纵隔淋巴结清扫，完全切除术后无淋巴结转移者进行 4~6 周期化疗，可选择 EP 方案。有淋巴结转移或术后有肿瘤残留者，应进行同步放化疗。$T_{1-2}N_0M_0$ 以外的其他 LD 患者，如果体力状态评分好（ECOG PS 评分 0~2），首选同步化放疗，若不能耐受同步化放疗，则先化疗然后序贯放疗。1999 年关于预防性脑放疗（prophylactic cranial irradiation，PCI）的荟萃分析表明，对于一线治疗达到完全缓解（complete response，CR）者，PCI 能降低脑转移的发生率、延长总生存期和疾病无进展生存期。因此，对于放疗后疗效评价 CR 或接近 CR 且 ECOG PS 评分为 0~2 者，可进行 PCI。全身化疗是 ED 患者的一线标准治疗，体力状态评分好（ECOG PS 评分 0~2），一线化疗推荐 EP、依托泊苷联合卡铂（EC）、伊立替康联合顺铂（IP）或伊立替康联合卡铂（IC）；PS 评分 3~4 分 ED 者，可在最佳支持治疗的基础上，根据患者的肿瘤情况、机体状况、患者及家属的意愿进行综合治疗，可以选择单药化疗，减少剂量的联合化疗，必要时联合局部放疗等。一线治疗后如果全身播散灶少、治疗后疾病控制良好、PS 评分好者，建议 PCI 治疗。

绝大多数 SCLC 患者在接受初次化疗后均会复发，临床上将复发 SCLC 分为 3 类：一线化疗过程中发生疾病进展的为难治性复发；一线化疗结束 3 个月内疾病进展的为耐药复发；一线化疗结束 3 个月后疾病进展的为敏感复发。对于难治性复发的 SCLC 患者，目前尚无标准治疗方案，NCCN 指南通常推荐患者参加临床试验；对于耐药和敏感复发的患者推荐拓扑替康、紫杉醇、伊立替康、吉西他滨等单药或联合化疗，但除拓扑替康外，其他方案几乎没有国际多中心随机临床研究的数据。而临床发现拓扑替康的治疗效果亦非常有限，因此，需要探寻更为有效的二线治疗药物。

随着靶向治疗的研究不断深入，新型的抗血管生成药物逐渐诞生，而阿帕替尼就是我国自主研发的一种新型的口服小分子 VEGFR-2 络氨酸激酶抑制剂，通过与 VEGFR-2 的 ATP 结合，有效抑制 VEGFR-2 的激活，最终实现阻碍下游信号传导，抑制肿瘤血管生成的效果。阿帕替尼在多种实体瘤（胃癌、乳腺癌、肺癌、肝癌）中均显示出了令人满意的治疗结果，并且其不良反应大部分是可以耐受的。目前国内已有多项口服阿帕替尼片二线治疗 SCLC 的研究，参照实体肿瘤临床治疗效果评价标准发现，患者短期治疗总缓解率达 20%，疾病控制率达 73%，反映出该药物治疗经标准化疗方案失败的晚期 SCLC 疗效确切。所以对于二线 IP 方案化疗失败可给予口服阿帕替尼维持治疗，但服药过程中需留意高血压、手足综合征、蛋白尿等不良反应，定期评估病情。

该患者支气管镜及胸水病理均诊断为 SCLC，根据美国退伍军人肺癌协会（Veterans Administration Lung Study Group，VALG）对 SCLC 的分期，LD 定义为病变局限于一侧胸腔、可被包括于单个可耐受的放射野里；ED 为病变超出一侧胸腔，包括恶性胸腔积液、心包积液及远处转移；该患者初诊时即为 ED，PS 评分好，给予 EP 方案化疗 6 周期同时联合肺部肿瘤灶调强放疗，肿瘤局部控制良好，未出现远处转移，给予 PCI 治疗。一线化疗结束 9 月余患者复查头颅 MRI 发现脑转移，给予 IP 方案化疗 4 周期，脑转移灶控制不理想，且患者骨髓抑制明显，不能耐受继续化疗，参考临床试验，给予口服抗血管靶向药阿帕替尼维持治疗，后续疗效正在随访中。

病例点评

对于 SCLC 无论是 LD 还是 ED，接受胸部放疗的患者均能较未接受者取得更好的生存结果，对于 LD 患者，全身化疗早期同步胸部放疗效果优于晚期放疗和序贯放化疗治疗，ED 患者胸部放疗是 SCLC 的良好预后因素，所以尽早加入胸部放疗对增加局部控制和减少远处转移都有积极的作用。该患者确诊时为 ED，一线化疗缓解后应给予胸部放射治疗，临床推荐剂量为 45Gy/3Gy/15f，放化疗达到 PR 后及时给予 PCI 治疗推荐剂量为 25Gy/2.5Gy/10f。

基于 SCLC 特殊的生物学行为，即使给予规范化的放化疗及 PCI 治疗，还是有约 80% 的 LD 患者和几乎所有 ED 患者在一线治疗后 1 年内复发或进展。对于一线治疗后复发或进展的 SCLC，目前国内的小样本研究中，多个二线口服抗血管靶向药物在短期内取得了较好的总缓解率和疾病控制率。该患者二线 IP 化疗中再次出现脑转移灶进展，且骨髓抑制明显，化疗耐受性差，口服阿帕替尼

23

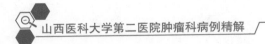

治疗也是一个较好的选择，我们期待后续有更大样本的研究结果。

参考文献

1. Amini A, Byers LA, Welsh JW, et al. Progress in the management of limited-stage small cell lung cancer. Cancer, 2014, 120 (6): 790 - 798.

2. Takei H, Kondo H, Miyaoka E, et al. Surgery for small cell lung cancer: a retrospective analysis of 243 patients from Japanese Lung Cancer Registry in 2004. J Thorac Oncol, 2014, 9 (8): 1140 - 1145.

3. Asai N, Ohkuni Y, Kaneko N, et al. Relapsed small cell lung cancer: treatment options and latest developments. Ther Adv Med Oncol, 2014, 6 (2): 69 - 82.

4. Sgambato A, Casaluce F, Maione P, et al. Medical treatment of small cell lung cancer: state of the art and new development. Expert Opin Pharmacother, 2013, 14 (15): 2019 - 2031.

5. Ardizzoni A, Tiseo M, Boni L. Validation of standard definition of sensitive versus refractory relapsed small cell lung cancer: a pooled analysis of topotecan second-line trials. Eur J Cancer, 2014, 50 (13): 2211 - 2218.

6. Schmittel A, Sebastian M, Fischer WL, et al. A German multicenter, randomized phase III trial comparing irinotecan-carboplatin with etoposide-carboplatin as first-line therapy for extensive-disease small-cell lung cancer. Ann Oncol, 2011, 22 (8): 1798 - 1804.

7. 王学敏，张维红，杜伟娇，等. 阿帕替尼用于一线治疗进展后晚期非鳞非小细胞肺癌的疗效和生存分析. 中国肺癌杂志, 2017, 20 (11): 761 - 768.

8. 陈剑波. 甲磺酸阿帕替尼治疗晚期非小细胞肺癌疗效分析. 中外医疗, 2017, 36 (12): 113 - 115.

9. 鲁丁瑜，李娜，李志平. 多靶点抗肿瘤新药阿帕替尼的研究进展. 华西药学杂志, 2017, 32 (1): 104 - 108.

10. 邹文，李晓梅，王荣梅. 阿帕替尼联合应用替吉奥致严重皮下出血及皮肤破溃1例. 中国新药与临床杂志, 2017 (3): 176 - 178.

11. 江昌，缪雨青，王湛，等. 阿帕替尼在实体肿瘤治疗中的应用与研究进展. 临床肿瘤学杂志, 2017, 22 (3): 281 - 284.

（原强　整理）

005 局限期小细胞肺癌同步放化疗 1 例

病例介绍

　　患者，男，83 岁，身高 175cm，体重 77kg。PS 评分 1 分，吸烟史 60 年，10 支/日。2017 年 10 月出现咳嗽、咳痰，为白色黏痰，伴气喘，无发热、盗汗。2018 年 2 月仍有咳嗽、气喘，就诊于当地医院。2018 年 2 月 26 日行胸部 CT 示左肺下叶近肺门处软组织密度影，密度欠均，平均 CT 值约 17 ~ 50HU，增强扫描呈不均匀强化，CT 值约 39 ~ 87HU，形态不规则，可见分叶，临近气管受压变窄，并可见其包绕左肺下动脉。另于下叶背段可见条索状密度增高影，密度不均，边界尚可。左肺下叶内基底段可见一类圆形高密度影，边界清晰，密度均匀。肺门及纵隔可见多个淋巴结，双侧胸膜增厚，双侧胸腔内未见液体密度影（图 25）。

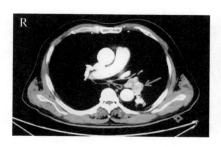 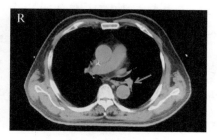

图 25　胸部增强 CT，病灶 6.5cm ×3.5cm（2018 年 2 月 26 日）

图 26　治疗后胸部 CT，病灶 1.7cm × 1.1cm（2018 年 6 月 8 日）

　　行纤维支气管镜活检示（左肺上叶）黏膜上皮下可见弥漫小细胞浸润，结合免疫组化结果，符合小细胞癌。免疫组化：瘤细胞

笔记

ki67（90%，+）、CK（+）、vimentin（部分+）、CD3（-）、CgA（-）、CD20（-）、Syn（+）、TTF-1（+）、CD56（+）。头颅 MRI、骨扫描及腹部彩超均未见异常。肿瘤标志物神经元特异性烯醇化酶（neuron-specific enolase，NSE）15.29ng/ml↑。诊断左肺小细胞肺癌（T3N2M0 ⅢB 期），给予左肺癌原发灶+阳性淋巴结区域调强放射治疗 Dt 60Gy/2Gy/30f，同步 EP 方案化疗 4 个周期（依托泊苷 0.1g d1～d4，顺铂 30mg d1～d4）。全脑预防照射：Dt 25Gy/2.5Gy/10f。2018 年 6 月 8 日复查胸部 CT 示左肺下叶近肺门处软组织密度影，密度欠均，大小约 1.7cm×1.1cm（图 26）。NSE：5.74ng/ml，无咳嗽、咳痰、呼吸正常。

病例分析

2018 版 NCCN 小细胞肺癌（SCLC）指南，采用 UICC/AJCC 第 8 版 TNM 分期联合 IASLC 修订的分期。治疗原则：对经纵隔镜/PET-CT 确定淋巴结分期为 N_0 的早期 SCLC（$T_{1-2}N_0$），可行手术治疗；术式选择肺叶切除和纵隔淋巴结清扫或取样，术后确诊 N_0 的随后行全身治疗，N_1、N_2 的需全身治疗+同步放疗（序贯或同步）；超过 $T_{1-2}N_0$ 的局限期，PS 为 0～2 分者，给予全身治疗+同步放疗，PS>3 分者，给予全身治疗±放疗。广泛期以全身综合治疗为主，有局部症状的可给予症状部位放疗；有脑转移的，无症状者可先行全身治疗，全身治疗结束后全脑放疗，若脑转移有症状，需全身治疗前就开始全脑放疗。一线治疗标准方案为依托泊苷联合顺铂或卡铂，放疗期间推荐依托泊苷+顺铂。

目前 7 个超过放射治疗时间和顺序的Ⅲ期临床研究，可以总结为以下几点：①放射治疗提高局限期 SCLC 的生存率与治疗的时机有关，即与化疗结合的时间关系。②在同时放化疗的模式中，虽然放射治疗的最佳时间尚不确定，但加拿大、日本和南斯拉夫的研究证据支持在治疗过程的早期给予放疗。③没有证据支持在化疗结束以后才开始放疗。④对一些特殊情况，如肿瘤巨大、合并肺功能损害及阻塞性肺不张等，2 个周期化疗后进行放疗是合理的。这样易于明确病变范围，缩小照射体积，患者能够耐受和完成放疗。局限期 SCLC 胸部放疗 NCCN 指南推荐剂量尽可能达到 60 ~ 70Gy，广泛期 SCLC 进展迅速，目前国外正在进行的相关研究及采取的胸部放疗处方多为短程大分割，如 CREST 随机对照研究采用 30Gy 分 10 次，加拿大研究采用 40Gy 分 15 次。对部分广泛期 SCLC 化疗后达 PR 或 CR 的有效患者，全身状态良好者对局部病变进行放疗，提高长期生存率有积极意义。

　　SCLC 的脑转移发生率高，约有 10% 以上的患者初诊时已有脑转移，诊疗过程中为 40% ~ 50%，存活 2 年的患者有 60% ~ 70% 出现脑转移，尸检时脑转移灶发现率高达 80%。NCCN 指南中预防性全脑照射（PCI）已成为标准治疗。局限期 SCLC 患者中，PCI 作为 1 类推荐，可减低脑转移并改善总生存率；在全身治疗有效的广泛期 SCLC 获得 CR 及 PR 的推荐 PCI，可降低 1 年有症状脑转移的发生率（40% *vs.* 14.6%）并提高 1 年总生产率（27.1% *vs.* 13.3%）。NCCN 推荐的处方剂量为 Dt 25Gy（2.5Gy/次，分 10 次）。PCI 后脑转移的患者，可以考虑立体定向放射外科或全脑放疗。患者老年男性，咳嗽、咳痰、气喘起病，咳白色黏痰；左肺门肿块，支气管镜活检诊断 SCLC，肿瘤最大直径 6.5cm，同侧纵隔淋巴结肿大，无胸腔积液及远处转移，根据肺癌 UICC/AJCC 第 8 版 TNM 分期，诊断左肺 SCLC（$T_3N_2M_0$ ⅢB 期）。根据国际肺癌研究会（IASLC）修订的 SCLC 临床分期标准，属于局限期。局限期 SCLC 的标准治疗是放化疗结合的综合治疗，化疗目前的标准方案为依托泊苷联合顺铂或卡铂；放疗与全身治疗同步优于序贯化/放疗，放疗应随着第 1 或第 2 周期全身治疗早期启动，从任何治疗开始到放疗结束的时间更短，显著改善生存率。该患者化疗第 2 周期开始同步胸部放射治疗，靶区 GTV 包括左肺门原发病灶和肺门纵隔转移的淋巴结，CTV：GTV 外扩 5mm，PTV：ITV + CTV + 摆位误差（三维外扩 5mm）。胸部处方剂量按照 95% PTV 剂量给予 Dt 60Gy/2Gy/30f。全脑预防照射用于初始治疗后获得完全或部分缓解的局限期患者，能够降低脑转移发生率，提高生产率，改善生活质量；该患者在全部化疗结束后给予全脑预防照射：Dt 25Gy/2.5Gy/10f。全部治疗结束后复查胸部 CT，左肺病灶较前明显缩小，但还有少量残留，考虑到患者年龄较大，且评价达到 PR，无并发症，建议患者 3 个月后复查。该患者后续治疗，如果少于 3 个月复发（抵抗或难治性疾病），则大部分药物或方案疗效差（≤10%）；如果超过 3 个月复发（敏感性疾病），则预期有效率约为 25%；如果患者在一线治疗后超过 6 个月复发，则推荐采用原方案；NCCN 最近添加尼鲁单抗和尼鲁单抗 + 伊匹单抗作为后续治疗选择。

🏥 病例点评

1. 该患者初诊时已是ⅢB 期，但病灶局限于左侧胸腔，有同侧纵隔淋巴结转移，归为局限期；同步放化疗为 1 类推荐，尽早开始放疗可明显改善生存率，尤其在 2 个周期化疗后进行放疗是合理的。患者虽 83 岁，但全疗程坚持下来，无明显不适症状，老年患者对同步放化疗也可有良好的耐受性。

2. 局限期 SCLC 尽早开始给予 PCI，化疗达缓解时就可行 PCI 治疗，可减低脑转移并改善总生存率。

3. 如能前期做 PET/CT 检查，可提高 SCLC 患者分期的准确性，治疗将会更加完善。

4. SCLC 特点是倍增时间短、增值比率高以及发生灶广泛转移，大多数患者最终死于复发；目前暂时没有数据证明维持治疗的必要性，建议规律复查及时调整治疗方案。

参考文献

1. 汤钊猷．现代肿瘤学．上海：复旦大学出版社，1993：1089 – 1119.

2. 李晔雄．肿瘤放射治疗学（第 5 版）．北京：中国协和医科大学出版社，2018：768 – 784.

3. Powell NP, Orowrlce NP. Concurrent chemoradiotherapy in non-small cell lung cancer. Cochrane Datubase SYS rev, 2004, 18（4）：CD002140.

4. 美国国家综合癌症网络．NCCN 临床实践指南：小细胞肺癌诊疗指南 2018. 美国，奥兰多：第 23 届美国国家综合癌症网络年会，2018.

5. 陈炎，陈亚蓓，陶荣芳．《CSCO 原发性肺癌诊疗指南 2016》小细胞肺癌治疗内容介绍．中国实用内科杂志，2017，37（S1）：42 – 43.

6. 美国肿瘤学会．ASCO 2018 小细胞肺癌专家诊疗共识．美国，芝加哥：美国肿瘤学会年会，2018.

7. Carter BW, Glisson BS, Truong MT. Erasmus JJ Small cell lung carcinoma：imaging and treatment considerations. Radiographics, 2014, 34（6）：1707 – 1721.

8. Slotman BJ, van Tinteren H, Praag JO, et al. Use of thoracic radiotherapy for extensive stage small-cell lung cancer：a phase 3 randomised controlled trial. Lancet, 2015, 385（9962）：36 – 42.

9. 欧洲肿瘤内科学会．ESMO（2017 版）小细胞肺癌诊断、治疗和随访的临床实践指南．西班牙，马德里：欧洲肿瘤内科学会年会，2017.

（王志慧　整理）

006 广泛期小细胞肺癌伴脑转移规范治疗 1 例

病例介绍

患者，男，26 岁。既往无特殊病史，偶有吸烟，少量饮酒。爷爷因食管癌去世，奶奶因胃癌去世。2018 年 5 月 20 日出现头晕、头痛、恶心、呕吐，就诊于当地医院。行胸部 CT 检查示右肺下叶占位性病变，头颅 CT 示颅内多发病灶。后转诊某三甲肿瘤医院，行胸部 CT 扫描示右肺下叶根部肿块（图 27）。肾上腺彩超示双侧肾上腺实性肿块。头颅核磁检查示脑内多发大小不等类圆形结节和肿块（图 28）。支气管镜检查示右肺下叶背支新生物，行病理检查示恶性肿瘤，考虑小细胞肺癌（SCLC）。骨扫描示上位颈椎、右侧肩胛骨、右后第 6 肋、第 3 腰椎、骶骨增高灶，考虑多发骨转移。诊断：右肺 SCLC，广泛期，多发转移。6 月 4 日于该医院行依托泊苷＋卡铂第 1 周期化疗，患者耐受可。2018 年 6 月 11 日转我科继续治疗。给予全脑照射 3Gy/10f，同期依托泊苷＋卡铂化疗 1 周期，后依

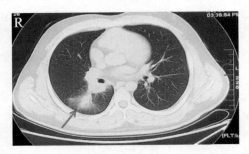

图 27　胸部 CT 示右肺下叶根部肿块，呈多结节融合状，平扫与右肺门肿大淋巴结分界不清，范围约 3.0cm × 2.1cm，右肺下叶背段支气管闭塞，远端可见斑片影（2018 年 5 月 28 日）

托泊苷＋卡铂化疗 4 周期，患者耐受可，评估肺部病灶 PR（图 29），头颅病灶 CR（图 30）。目前口服阿帕替尼维持治疗，病情稳定。

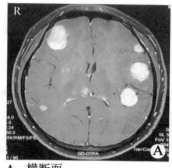

A：横断面　　　　　　　B：矢状位

图 28　头颅核磁脑内多发大小不等类圆形结节和肿块，较大者位于右侧颞叶，大小约 28mm×27mm×34mm，病灶周围见片状水肿带，中线轻度扭曲（2018 年 5 月 22 日）

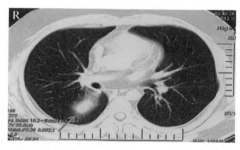

图 29　胸部 CT 示右肺下叶支气管开口处管壁略增厚，周围可见结节样软组织密度影，形态不规则，病灶较治疗前明显缩小（2018 年 8 月 28 日）

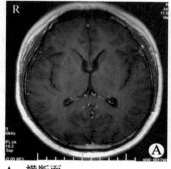
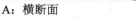
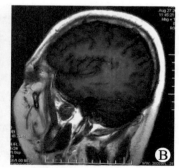

A：横断面　　　　　　　B：矢状位

图 30　头颅核磁无明显异常信号影，双侧大脑半球对称，脑室系统对称，中线结构居中（2018 年 8 月 27 日）

笔记

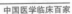

病例分析

目前肺癌的发病率仍稳居全球癌症的首位,我国肺癌的发生率在过去 30 年显著上升,病死率也是癌症死因的第 1 位。SCLC 在肺癌中约占 15%~20%,因其侵袭能力强、瘤体倍增时间短,早期即可发生远处转移,而成为恶性程度最高的肺癌类型。SCLC 最重要的特征之一最极易发生脑转移,约有 15% 的患者确诊时已存在脑转移,而一旦出现脑转移,预后极差。本例患者青年男性,有癌肿家族史,既往少量吸烟史,首发症状为头晕、头痛,伴恶心、呕吐,发病时即已出现多发转移,包括脑转移、骨转移及肾上腺转移等,诊断广泛期 SCLC。60%~70% 的患者在初诊时即为广泛期病变。未经治疗的广泛期患者中位生存期仅 2~4 个月。目前以 4~6 周期含铂类药物化疗为主要治疗模式,但预后很差。标准方案化疗 4~6 周期有效率 69%~80%,1 年内大约 80% 以上的患者复发,中位生存期仅 9~10 个月,5 年生存率 2% 左右。广泛期患者脑转移多见,约达 50% 以上,是影响患者生存及生活质量的重要因素之一。研究表明,全身治疗中加入局部治疗手段如胸部放疗、全脑预防照射可能改善预后。SCLC 的分期一直沿袭美国退伍军人肺癌协会(VALG)的二期分期法,主要基于放疗在 SCLC 治疗中的重要地位。而伴有脑转移的广泛期 SCLC,NCCN 指南及 CSCO 指南推荐全脑放疗 + EP/EC/IP/IC 方案化疗。NCCN 指南推荐 WBRT 的标准治疗方案为 30Gy/10f 或 40Gy/15f。本例患者给予早期全脑照射 30Gy/10f + EP 方案 6 周期化疗,肺部病灶 PR,头部转移灶 CR,病情稳定,治疗效果佳。目前暂给予阿帕替尼维持治疗,再次评估病情后,行局部放射治疗。

病例点评

1. 全脑放疗是脑转移的标准治疗，可以有效缓解症状，改善生存质量。多数患者放疗半年后认知功能及记忆力明显下降。研究表明全脑放疗损伤了海马回的神经干细胞，进而影响海马回功能及脑组织修复，是引起记忆力减退等认知功能障碍的主要因素。已有多项研究报道海马回及邻近范围转移发生率较低。故有条件的机构，全脑放疗时采用海马回保护的 TOMO 放疗技术。

2. 目前 SCLC 仍以 4~6 周期含铂类药物化疗为主要治疗模式。近年来国内外研究表明，全身治疗中加入局部治疗手段如胸部放疗可改善患者预后。本例患者目前病情稳定，评估病情以后决定是否给予胸部局部放射治疗。

3. 目前对于广泛期 SCLC 治疗仍应以化疗为主，维持治疗缺乏强有力的证据，目前给予口服阿帕替尼维持治疗，以期最大生存获益，但仍需大型多中心临床试验进行验证。

参考文献

1. 中国临床肿瘤学会指南工作委员会. 中国临床肿瘤学会（CSCO）原发性肺癌诊疗指南 2018. V1. 江苏，南京：中国临床肿瘤学会指南发布会，2018：175 – 199.

2. Jeremic B, Shibamoto Y, Nikolic N, et al. Role of radition therapy in the combined-modality treatment of patients with extensive disease small-cell lung cancer: a randomized study. J Clin Oncol, 1999, 17 (7)：2092 – 2099.

3. Wong AT, Rineer J, Schwartz D, et al. Assessing the impact of postoperative radiation therapy for completely resected limited-stage small cell lung cancer using the national cancer datebase. J Thorac Oncol, 2016, 11 (2)：242 – 248.

4. 董昕，周宗玫，苗俊杰，等. 局限期 SCLC 全脑预防照射保护海马回区的初步临床研究. 中国放射肿瘤学杂志，2015，24 (2)：131 – 136.

（李雅蓉　整理）

007 左肺腺癌驱动基因阳性1例

病例介绍

患者，女，60岁。PS评分3分，胸憋、气促，双下肢水肿急诊入院。患者于2018年5月中旬出现咳嗽、咳痰，偶有痰中带血，就诊于当地医院行胸部CT，提示"肺占位"。2018年6月初就诊于外院，行肺部病灶穿刺活检，明确病理性质为"肺腺癌"，给予培美曲塞联合顺铂化疗1周期。化疗后1周患者出现胸憋、气促，不伴发热、胸痛等，进行性加重，双下肢水肿，以致夜间不能平卧，就诊我院急诊。行胸部CT检查示大量胸腔积液及心包积液，予以胸腔及心包积液穿刺置管引流，后由急诊转入我科（图31）。患者病情较重，置管引流出大量血性胸腔及心包积液，胸憋、气促症状仍缓解不明显，进食量极少，低蛋白血症，电解质紊乱。给予维持水、电解质平衡，胸腔注入重组改构人肿瘤坏死因子及顺铂控制胸水，间断心包积液引流，输注人血白蛋白，利尿等治疗。同时再次追问病史，基因检测结果回报提示18外显子 *G719X* 突变，给予口服靶向药物阿法替尼40mg，1次/日。经过10余天治疗后，患者病

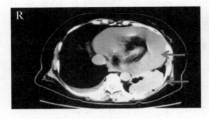

图31 胸部CT示心包积液、胸腔积液，病灶 4.8cm × 9.5cm（2018年6月28日）

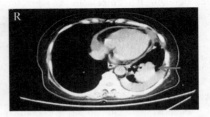

图32 治疗1个月后胸部CT，心包积液明显减少，病灶 4.3cm×5.1cm（2018年8月2日）

情趋于稳定，胸腔、心包积液量明显减少，直至拔除引流管，予出院。院外继续口服阿法替尼，间断门诊复查。期间有Ⅰ～Ⅱ级皮疹、胃肠道反应等药物副反应，可耐受。3个月后复查提示病灶PR（图32～图34）。

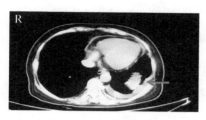

图33　治疗3个月胸部CT，病灶3.6cm×4.2cm（2018年9月26日）

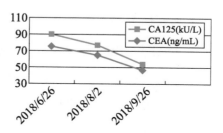

图34　治疗期间肿瘤标志物变化

病例分析

　　肺癌是原发于肺、气管及支气管的恶性肿瘤。全球范围内肺癌居新发病例及癌症死因第1位。2004年肺腺癌表皮生长因子受体（EGFR）活化突变发现，肺腺癌研究领域取得了巨大的进展，以EGFR基因突变为治疗靶点的小分子酪氨酸激酶抑制剂（TKIs），能明显改善肺腺癌患者的预后。

　　阿法替尼（afatinib）是EGFR和人表皮生长因子受体2（HER2）酪氨酸激酶的强效、不可逆的双重抑制剂。适用于：①具有EGFR基因敏感突变的局部晚期或转移性非小细胞肺癌（NSCLC），既往未接受过EGRF TKI治疗；②含铂化疗期间或化疗后疾病进展的局部晚期或转移性鳞状组织学类型的NSCLC。作用类别：阿法替尼是新一代口服小分子TKI（TKIB是首个不可逆ErbB家族阻滞剂，可作用于包括EGFR在内整个ErbB家族），与第1代

笔记

可逆的 EGFR TKI 不同的是，阿法替尼会不可逆地与 EGFR 结合，从而达到关闭癌细胞信号通路、抑制肿瘤细胞生长的目的。

患者由急诊转入，病情重：①肿瘤转移至胸膜及心包膜出现大量浆膜腔积液，大量心包积液致全身回心血量受阻导致全身水肿；②肺部病灶占位，大量胸腔积液导致肺功能差，胸憋、气促不可缓解；③浆膜腔积液大量引流导致低蛋白血症；④全身一般情况差，进食量减少，恶心、呕吐，电解质紊乱等。

患者以上症状主要与大量心包积液（癌性心包积液）有关，对症引流还需抗肿瘤治疗。但患者一般情况差，传统放、化疗无法耐受，若不能控制肿瘤进展，疾病将进入恶性发展阶段。重新整理治疗思路，果断加入 EGFR TKI，同时胸腔注入生物反应调节剂控制恶性胸腔积液等对症支持治疗。经过十余日治疗，患者胸腔及心包积液有效控制，全身症状逐渐好转出院，院外继续口服靶向药物，定期复查。

🏥 病例点评

1. 患者明确诊断为左肺腺癌，且有 EGFR 18 外显子 *G719X* 突变，病情进展快，一般情况差，出现一系列并发症。此时及时给予靶向药物积极控制原发疾病，患者病情逐渐好转，浆膜腔积液得到有效控制。进入靶向治疗时代以后，治疗适应证有极大的改观，在传统治疗时代无法耐受的患者，在靶向治疗时代即使评分差，也可获益。

2. EGFR18 外显子 *G719X* 突变相对少见，在 18 ~ 21 外显子突变中所占比例不足 5%。对一代 EGFR TKI 敏感性差，治疗有效率低，该患者选择二代阿法替尼，治疗有效率明显提高。

参考文献

1. 陈万青，张思维，曾红梅，等. 中国 2010 年恶性肿瘤发病与死亡. 中国肿瘤，2014，23（1）：1.

2. 李晔雄. 肿瘤放射治疗学（第 5 版）. 北京：中国协和医科大学出版社，2018：709 – 768.

3. 美国国家综合癌症网络. NCCN 临床实践指南：非小细胞肺癌诊疗指南 2018. 美国，奥兰多：第 23 届美国国家综合癌症网络年会，2018.

4. Rusch VW, Asamura H, Watanabe H, et al. The IASLC lung cancer staging project：a proposal for a new international lymph node map in the forthcoming seventh edition of the TNM classification for lung cancer. J Thorac Oncol, 2009, 4（5）：568 – 577.

5. Zimmermann FB, Geinitz H, Schill S, et al. Stereotactic hypofractionated radiotherapy in stage Ⅰ（T1-2N0M0）non-small-cell lung cancer（NSLCL）. Acta Oncol, 2006, 45（7）：796 – 801.

6. 中国临床肿瘤学会指南工作委员会. 中国临床肿瘤学会原发性肺癌诊疗指南 2018. V1. 江苏，南京：中国临床肿瘤学会指南发布会，2018.

7. 美国肿瘤学会. ASCO 2018 小细胞肺癌专家诊疗共识. 美国，芝加哥：美国肿瘤学会年会，2018.

（冯静 整理）

008 晚期肺鳞癌化疗 1 例

病例介绍

患者，男，76 岁。2018 年 7 月底因间断刺激性干咳伴左侧胸背部疼痛就诊于当地医院，行胸片检查提示左肺上叶占位。2018 年 8 月 1 日就诊于我院，行胸腹增强 CT 提示左肺上叶占位，考虑周围型肺癌，左肺下叶小结节，纵隔淋巴结增大，考虑转移（图 35）。CT 引导下经皮肺穿刺检查，病理诊断为中分化鳞癌，未做基因检测。既往有 20 余年吸烟史，高血压病 3 年，血压最高达 190mmHg/120mmHg，平素口服硝苯地平缓释片，10mg/d，未规律监测血压。有心律失常病史，行心电图检查提示频发房早，未规律治疗，分期为 $T_3N_1M_1$ Ⅳ期（AJCC 第 8 版）。在我科行吉西他滨 + 顺铂方案化疗 2 周期后评估疗效，间断刺激性干咳基本消失，左侧胸背部疼痛缓解。2018 年 10 月 18 日复查胸部 CT 提示左肺占位病灶明显缩小（图 36）。

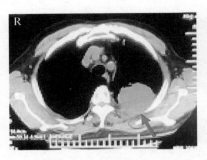
图 35 治疗前左肺上叶病灶约 6.0cm×5.0cm

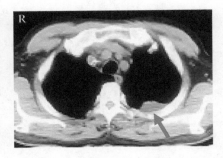
图 36 治疗后左肺上叶病灶缩小至 2.0cm×1.5cm

病例分析

肺鳞癌多见于老年男性，与吸烟有密切关系。以中央型肺癌多见，并有向管腔内生长的倾向，咳嗽是最常见的症状，以咳嗽为首发症状者占 35%~75%，该患者即是以刺激性干咳为首发症状。痰中带血或咯血亦是肺癌的常见症状，以此为首发症状者约占 30%。以胸痛为首发症状者约占 25%，常表现为胸部不规则的隐痛或钝痛。根据 AJCC 第 8 版肺癌分期指南，该患者为 $T_3N_1M_1$（Ⅳ期）。对于晚期肺鳞癌一般可以视患者的不同情况采取同步放化疗或序贯化放疗的方法。在 NCCN 指南中以吉西他滨联合铂类为代表的化疗是鳞癌一线治疗的标准方案，白蛋白紫杉醇 + 卡铂虽然提高晚期肺鳞癌总缓解率（overall response rate，ORR），但无进展生存期（progression-free survival，PFS）和总生存期（overall survival，OS）没有延长。

晚期肺鳞癌的二线标准治疗一般选多西他赛，贝伐单抗等在肺鳞癌治疗的研究是失败的，但恩度的出现让我们又看到了抗血管生成药物治疗晚期肺鳞癌的希望。恩度是我国自主研发上市的一种内源性抗血管生成药物，2005 年 ASCO 报道的恩度Ⅲ期临床研究结果显示：恩度与 NP 方案联合治疗晚期 NSCLC，能明显提高患者的缓解率（response rate，RR）和肿瘤进展时间（time to progression，TTP），且未明显增加化疗的不良反应。病理亚组分析表明肺鳞癌患者同样获益，恩度联合 NP 组明显优于单纯 NP 组（RR：37.98% *vs.* 18.18%，$P = 0.0086$；TTP：6.45 个月 *vs.* 3.45 个月，$P = 0.0000$）。2010 年在 ASCO 上再次报道了恩度 2725 例大样本的Ⅳ期临床研究结果，重现并验证了恩度Ⅲ期临床研究结果，恩度联合包括紫杉醇、长春瑞滨、多西他赛或吉西他滨在内的标准含铂两药一线化疗能突破化疗瓶颈，延长患者 OS。恩度联合化疗治疗肺鳞癌安全有效，颠覆了抗血管生成治疗禁用于肺鳞癌的临床传统观念，为晚期

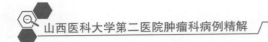

肺鳞癌患者带来了新的希望。

在靶向治疗方面，肺鳞癌 EGFR 突变率非常低，依据 ALTER 0303 研究结果，安罗替尼 2018 年 5 月 8 日被批准单药作为 NSCLC 三线及以上的治疗，适应证包括鳞癌患者，表皮生长因子受体（EGFR）或间变性淋巴瘤激酶（ALK）基因突变后应用靶向药物失败或不耐受后接受过 2 次系统性化疗后的患者。无论是肺腺癌还是肺鳞癌患者均能从安罗替尼治疗中获益。对于鳞癌，尤其到三线及以上的患者，与使用安慰剂相比，使用安罗替尼能获得 4.7 个月的 OS 延长，这是很大的突破。使用安罗替尼时，除了常规的高血压、低钠血症外，特别要注意高出血风险患者，如中央型伴空洞的肺鳞癌患者、凝血功能差或有咯血史及肿瘤靠近大血管等患者的咯血风险。

为鳞癌治疗带来突破性进展的还有免疫治疗药物。一线治疗里，Keynote-024 研究在 PD-L1 表达≥50% 的患者中进行，该研究包含 20% 的鳞癌患者，NCCN 指南推荐帕博利珠单抗（Pembrolizumab）可用于 PD-L1 表达≥50% 患者的一线单药治疗。中国吴一龙教授的 Checkmate078 研究已在 AACR 公布结果，纳武利尤单抗（Nivolumab）在国内可能批准用作非小细胞肺癌的二线治疗，包括鳞癌和非鳞癌的患者。目前已有 3 个免疫治疗药物可以用于鳞癌的二线治疗。近年来肺鳞癌的发生率在不断降低，但其治疗仍不可忽视，第 3 代含铂双药化疗仍是晚期肺鳞癌的标准治疗。培美曲塞由于疗效不优于吉西他滨、贝伐单抗且毒性反应严重，故不适用于肺鳞癌患者。目前肺鳞癌的的靶向治疗药物仍然匮乏。免疫制剂治疗肺鳞癌似乎有效，但仍需进行分子标志物检测以指导治疗。内源性抗血管生成药物恩度在晚期肺鳞癌上的治疗取得初步成果，雷莫芦单抗

（Ramucirumab）二线治疗取得成功，期待更多的研究能给临床治疗带来令人鼓舞的结果。

病例点评

1. 对于局部晚期肺鳞癌同步放化疗为优选方案，但该患者为高龄男性，既往有长期吸烟史，肺功能较差，同时合并高血压、心律失常等病史，故根据患者一般状况序贯化放疗方案更适合该患者。

2. 吉西他滨虽然对肺鳞癌效果好，但因其有肺毒性在放疗时会增加放射性肺炎的发生率，特别是同步放化疗时，应避免同期使用。

参考文献

1. Socinski MA, Obasaju C, Gandara D, et al. Clinicopathologic features of advanced squamous NSCLC. J Thorac Oncol, 2016, 11 (9): 1411 - 1422.

2. Siegel RL, Miller KD, Jemal A. Cancer statistics 2015. CA Cancer J Clin, 2015, 65 (1): 5 - 29.

3. Rizvi NA, Mazieres J, Planchard D, et al. Activity and safety of nivolumab, an anti-PD-1 immune checkpoint inhibitor, for patients with advanced, refractory squamous non-small-cell lung cancer (CheckMate 063): a phase 2, single-arm trial. Lancet Oncol, 2015, 16 (3): 257 - 265.

4. Nelson KN, Meyer AN, Siari A, et al. Oncogenic gene fusion FGFR3-TACC3 is regulated by tyrosine phosphorylation. Mol Cancer Res, 2016, 14 (5): 458 - 469.

5. Perera TPS, Jovcheva E, Mevellec L, et al. Discovery and Pharmacological Characterization of JNJ-42756493 (Erdafitinib), a Functionally Selective Small-Molecule FGFR Family Inhibitor. Mol Cancer Ther, 2017, 16 (6): 1010 - 1020.

6. Santabarbara G, Maione P, Rossi A, et al. The role of pembrolizumab in the treatment of advanced non-small cell lung cancer. Ann Transl Med, 2016, 4 (11): 215.

笔记

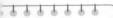 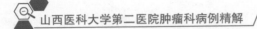

7. Herbst RS, Baas P, Kim DW, et al. Pembrolizumab versus docetaxel for previously treated, PD-L1-positive, advanced non-small-cell lung cancer (KEYNOTE-010): a randomised controlled trial. Lancet, 2016, 387 (10027): 1540 - 1550.

8. Fehrenbacher L, Spira A, Ballinger M, et al. Atezolizumab versus docetaxel for patients with previously treated non-small-cell lung cancer (POPLAR): a multicentre, open-label, phase 2 randomised controlled trial. Lancet, 2016, 387 (10030): 1837 - 1846.

（梁娟　整理）

009　局部晚期食管癌综合治疗 1 例

病例介绍

　　患者，女，67 岁。2014 年 10 月 27 日主因进行性吞咽困难 2 个月，伴声音嘶哑 1 个月入院。无吸烟饮酒史，无肿瘤疾病家族史。胸部 CT 及食管造影提示食管上段癌，胃镜活检病理示食管上段中分化鳞癌，进展期，PS 评分 1 分。入院后行多西他赛联合顺铂化疗 1 周期；2014 年 11 月 24 日开始给予食管癌调强放疗 Dt 60Gy/30f，同步多西他赛联合顺铂化疗 2 个周期；同期放化疗后 2015 年 1 月 22 日多西他赛联合顺铂巩固化疗 1 周期，疗效评估肿瘤接近 CR。定期复查至 2015 年 6 月底出现吞咽困难，胸部 CT 提示食管原发病灶进展，因患者体力状况差，心理状况差，未行抗肿瘤治疗。2015 年 9 月吞咽困难进行性加重，伴气紧，胸部 CT 提示食管原发病灶进一步进展，侵及气管。2015 年 9 月 21 日开始在营养支持的基础上口服阿帕替尼联合卡培他滨治疗（前者剂量 500mg/次，1 次/日；后者 1500mg/次，2 次/日，3 周方案），9 月 23 日气紧明显缓解，10 月初期接近 CR，吞咽困难明显缓解，行局部 CT 检查显示肿瘤明显消退，继续上述方案巩固治疗，期间因体力状况下降及肺部感染，暂停治疗 1 周期，积极抗炎、静脉营养支持治疗，至 2015 年 11 月下旬体力状况明显好转，日常生活可自理，继续阿帕替尼联合卡培他滨维持治疗，剂量减低（前者剂量 250mg/次，1 次/日；后者 1000mg/次，2 次/日，3 周方案），耐受性好。患者生活质量明显改善，本人及家属对治疗满意。

病例分析

　　食管癌是我国常见且高发的恶性肿瘤，2015 年中国恶性肿瘤发

笔记

病和死亡分析数据显示，全国恶性肿瘤中食管癌发病率居第5位，病死率居第4位。目前临床上食管癌的治疗策略是以手术为基础，联合化疗、放疗的综合治疗。即使这样疗效仍然难以让人满意。据报道，食管癌的5年生存率为15%~42%，治疗失败的主要原因是局部复发及远处转移，二线甚至三线的治疗虽然有一定疗效，但预后仍差。

对于食管上段癌，因解剖结构的局限性，手术难度大，并发症严重，各大指南及专家共识均推荐放化疗的综合治疗，其中同期放化疗最佳，序贯放化疗次之，实践中根据患者体力状况来选择。

同期放化疗的方案可选最经典的顺铂联合氟尿嘧啶，也可选择目前临床中常用的紫杉类联合顺铂，该患者选择后者。在患者行第2周期化疗时加用局部调强放疗。在同期放化疗过程中需密切监测骨髓抑制毒性、放射性食管炎和放射性肺炎，最佳支持治疗是给予干预措施，避免严重的毒性不能耐受而导致治疗中断，影响疗效。同期放化疗疗效评估显示肿瘤接近CR（图37，图38）。

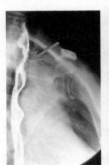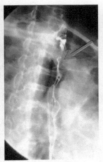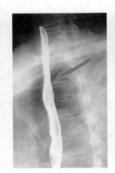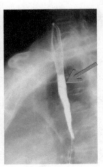

图37 治疗前食管造影表现   图38 放化疗后食管造影表现

患者肿瘤完全缓解近10个月后出现局部复发，因体力状况较差，不能耐受静脉化疗，选择口服卡培他滨化疗，由于瘤负荷较大，患者想快速缓解症状的意愿强烈，故同时联合口服阿帕替尼抗血管治疗。血管内皮生长因子及其受体家族（VEGF/VEGFR），是肿瘤血管新生过程中非常重要的细胞因子，能够促进血管和淋巴管内皮细胞增殖形成新脉管，并促进肿瘤生长和转移。阻断 VEGF/VEGFR 通路的方法包括 VEGF 单克隆抗体及 VEGFR-TKI 等。研究显示 VEGF 在食管鳞癌中表达的范围为 24%～74%，与食管鳞癌的侵袭特性密切相关。

在使用阿帕替尼治疗前需注意出血风险的评估，尤其是鳞癌患者。同时要定期监测血常规、尿常规及血压，积极处理上述异常指标。该患者在治疗 2 天后就出现症状的快速缓解，治疗 1 周期后复查 CT 评估疗效显示肿瘤大部分消退（图 39，图 40）。继续上述方案维持治疗，治疗期间要根据患者体力状况及毒副作用及时调整药物剂量，避免因不耐受而中断治疗。

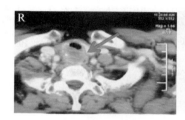
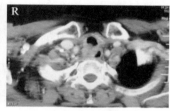

图 39 阿帕替尼联合卡培他滨治疗前局部肿瘤 CT

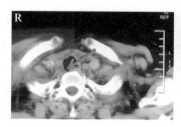
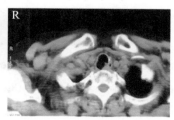

图 40 阿帕替尼联合卡培他滨治疗后局部肿瘤 CT

🏥 病例点评

该例食管上段鳞癌，放化疗的综合治疗为标准治疗，尤其是同期放化疗有最佳疗效。这一病例中需关注以下几点：

笔记

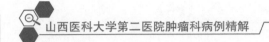

1. 同期放化疗的顺利实施，前提是合理的选择化疗方案，尽早开始放疗，同时要积极预防放化疗相关毒性（骨髓抑制、放射性食管炎、放射性肺炎），这需要有丰富临床经验的医护团队。

2. 食管癌治疗失败的主要原因为局部复发，其次是远处转移。目前临床上无标准治疗方案供二线及后续治疗。VEGFR 抑制剂治疗食管癌开始成为研究热点。

3. 阿帕替尼是临床上常用的口服抗血管生成药物，主要用于胃癌、肺癌、肝癌等恶性肿瘤的二、三线治疗，且临床上取得了很好的疗效；对于食管鳞癌治疗，多个单臂、前瞻性临床研究表明，阿帕替尼单药或联合口服氟尿嘧啶类化疗晚期食管鳞癌（多线治疗失败后）疗效显著且毒副作用可耐受，有助于改善患者生活质量及提高治疗依存性。未来需开展更大规模的临床试验进一步验证。

参考文献

1. 美国国家综合癌症网络．NCCN 临床实践指南：食道癌（2014．V1）．美国，好莱坞：第 19 届美国国家综合癌症网络年会，2014.

2. 陈万青，郑荣寿，张思维，等．2012 年中国恶性肿瘤发病和死亡分析．中国肿瘤，2016，25（1）：1 - 8.

3. Shah MA, Jhawer M, Ison DH, et al. Phase II study of modified docetaxel, cisplatin, and fluorouracil with bevacizumab in patients with metastatic gastroesophageal adenocarcinoma. J Clin Oncol, 2011, 29 (7)：868 - 874.

4. Uronis HE, Bendell JC, Altomare I, et al. A phase II study of capecitabine, oxaliplatin, and bevacizumab in the treatment of metastatic esophagogastric adenocarcinomas. Oncologist, 2013, 18 (3)：271 - 272.

（程国华　整理）

010　食管癌综合治疗1例

病例介绍

患者，男，60岁。2014年3月初无明显诱因出现吞咽不适伴进食时哽咽感，无咽痛、恶心、呕吐等不适，就诊于我院消化科门诊。行胸部CT及上消化道造影示食管中段管壁增厚，管腔狭窄，考虑食管癌（图41）。食管镜检查取病理示食管中分化鳞癌。患者及家属拒绝行手术治疗，2014年4月初在我科行根治性放疗（60Gy/2Gy/30f）及同期顺铂单药增敏化疗，放化疗结束后患者进食哽咽症状基本缓解，定期复查胸部CT及食管造影，肿瘤未见明显增大（图42，图43）。

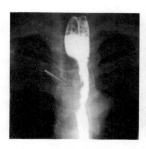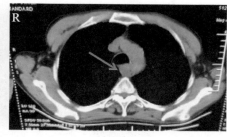

图41　首次治疗前食管造影及胸部CT显示食管中段管壁增厚，管腔狭窄，考虑食管癌（2014年3月26日）

2017年3月患者再次出现吞咽不适症状，尚可正常饮食，遂就诊于我科门诊，行胸部CT及食管造影示食管中段管壁增厚，管腔略狭窄，考虑食管癌复发（图44）。患者未进一步治疗，至2018年2月患者吞咽困难症状进行性加重，流质饮食困难，再次复查胸部CT及食管造影示食管中段管壁增厚，管腔狭窄明显（图45）。

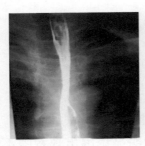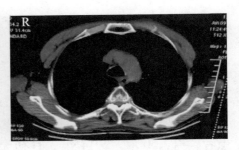

图 42　首次放化疗后 1 个月食管造影及胸部 CT 显示食管中段管
　　　壁变薄，造影剂通过通畅（2014 年 6 月 9 日）

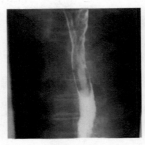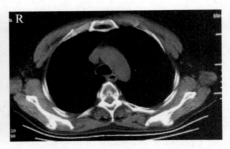

图 43　首次放化疗后 5 个月食管造影及胸部 CT 未见明显异常
　　　（2014 年 10 月 8 日）

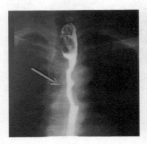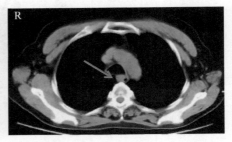

图 44　首次放化疗后 3 年食管造影及胸部 CT 示食管中段管壁增
　　　厚，管腔略狭窄，考虑食管癌复发（2017 年 3 月 21 日）

2018 年 2 月 26 日在我科行二程调强放疗（50Gy/2Gy/25f）同期紫杉醇联合洛铂化疗 2 周期，吞咽困难症状较前缓解，可正常进流食及半流食，后院外给予替吉奥单药维持治疗，定期复查胸部 CT 及食管造影，病情控制可（图 46）。2018 年 8 月初患者再次出现进流食哽咽伴饮水呛咳，复查胸部 CT 及食管造影考虑肿瘤再次

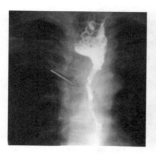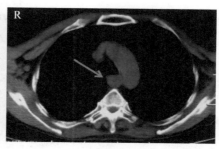

图45 首次放化疗后3年余食管造影及胸部CT示食管中段管壁增厚，管腔狭窄明显，考虑食管癌复发（2018年2月22日）

复发（图47，图48），给予抗感染、缓解黏膜水肿等对症治疗后以上症状略缓解，患者及家属拒绝进一步抗肿瘤治疗，于2018年10月23日在胃镜下行经皮胃造瘘术，院外给予胃造瘘管饲饮食，定期随访，患者营养状况较前改善，未诉特殊不适。

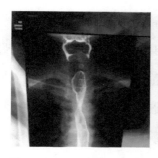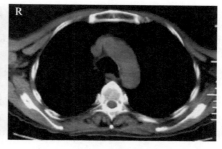

图46 二程放化疗后2个月食管造影及胸部CT示食管中段管壁变薄，造影剂通过较通畅（2018年5月24日）

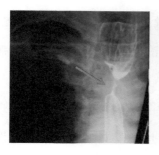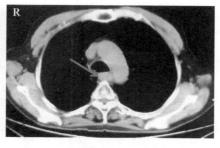

图47 二程放化疗后4个月食管造影及胸部CT示食管中段管壁增厚，管腔狭窄明显，肿瘤再次复发（2018年8月10日）

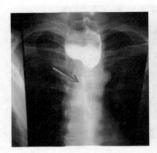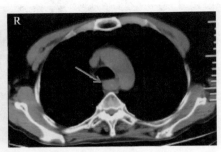

图48 二程放化疗后6个月食管造影及胸部CT示食管中段管壁增厚，管腔狭窄明显，造影剂通过受阻（2018年10月10日）

病例分析

食管癌发病率和病死率位居全球恶性肿瘤第5位，我国癌症死亡原因第4位。尽管外科治疗仍是食管癌首选根治方法，但5年生存率仅为19%；且食管癌起病隐袭，早期症状不典型，很大一部分患者被确诊时已属中晚期，错失手术根治性治疗的最佳时机，只能寻求以放化疗为基础的综合治疗。食管癌放射治疗从最早期的常规放射治疗到现如今前沿的调强放疗、螺旋断层放疗，甚至中子、质子治疗等，使食管癌患者疗效得到不断提高而且毒副反应也逐渐减小，总体疗效无疑是肯定的，尤其是同步放化疗可以达到临床与病理CR。本例患者确诊食管癌后，患者及家属考虑患者营养情况差，手术风险大，拒绝手术治疗，遂给予根治性放疗，放疗结束后症状基本缓解，影像学上达到CR。

放射治疗是食管癌主要治疗方法之一，但约50%患者会出现局部复发。对于放疗后复发的食管癌处理方式根据NCCN指南建议手术治疗，但有一部分患者因身体原因或不愿意手术，可考虑再程放疗。对于食管癌再程放疗，国内学者也做了相关的研究，显示再程放疗者的中位生存期为 10 个月，1 年生存率为 30%～50%；但也有报道称再程放疗者 1 年病死率可达 90%，而且放射性肺炎、纵隔炎及食管气管瘘发生率达 48%。这可能与病例选择、放疗间隔时间、放疗方式及剂量有关。

近年来，靶向药物的研究为食管癌综合治疗提供了新途径。研究发现，表皮生长因子受体（EGFR）过度表达和基因扩增普遍存在于食管癌，与预后不良有关。尼妥珠单抗（h-R$_3$）是一种人源化单克隆抗体，与 EGFR 胞外区域结合，进而抑制 EGFR 信号通路。临床试验提示，放化疗联合应用 EGFR 靶向抑制剂能提高部分肿瘤缓解率。国内 1 项回顾性研究分析了 h-R$_3$ 在根治性治疗后局部复发患者中的作用，对复发患者予 h-R$_3$ 联合三维适形再程放疗，有效率仍可达 70.6%，3 年生存率可达 35%，明显优于单纯放疗组。尽管食管癌分子靶向治疗的基础研究取得了一定进展，但临床研究结果仍不尽人意。食管癌的肿瘤异质性以及治疗过程中耐药的产生，可能是导致分子靶向药物疗效不佳的原因。选择更有效的分子靶向药物单药或联合治疗方案，筛选优势获益人群，寻求更有可能产生良好疗效的靶点以及寻找预测疗效和预后的生物标志物等将是未来研究的方向。

本例食管癌患者在首次根治性放疗 3 年后复查胸部 CT 及食管造影考虑肿瘤局部复发，但患者及家属拒绝行挽救性手术治疗，遂给予二程调强放疗及同步化疗，症状明显缓解，但短期内肿瘤再次复发。考虑患者食管癌晚期，食管壁增厚，管腔狭窄明显，进流食困难，家属抗肿瘤治疗积极性低，给予胃镜下胃造瘘术，重新建立胃肠内营养途径，使患者能够得到最佳的营养支持治疗。

病例点评

1. 同步放化疗是食管癌的标准治疗手段之一，尤其是对于易复发的食管鳞状细胞癌同步放化疗可以得到良好的疗效和耐受性，部分患者在同步放化疗后能够达到 CR。

2. 由于食管癌再程放疗放射性肺炎、食管气管瘘发生率高，再程放疗剂量普遍低于根治性放疗剂量，故再程放疗缓解率及缓解时间较根治性放疗差。

3. 内镜下经皮胃造瘘术，操作方法简单、快捷、并发症少、术后护理简单，可为不能进食的梗阻性食管癌患者提供有效营养支持。

4. 多项研究表明，放化疗联合 h-R$_3$ 可提高部分食管癌患者的缓解率，对于经济条件较好的患者可行早期放化疗联合 h-R$_3$ 治疗。

参考文献

1. Ferlay J, Soerjomataram I, Dikshit R, et al. Cancer incidence and mortality worldwide: sources, methods and major patterns in GLOBOCAN 2012. Int J Cancer, 2015, 136 (5): 359 - 386.

2. Pennathur A, Gibson MK, Jobe BA, et al. Oesophageal carcinoma. Lancet, 2013, 381 (9864): 400 - 412.

3. 邹刚强. 手术治疗食管癌患者 55 例效果观察. 当代医学, 2014, (7): 27 - 28.

4. WELSH J, SETTLE SH, AMINI A, et al. Failure patterns in patients with esophageal cancer treated with definitive chemoradiation. Cancer, 2012, 118 (10): 2632 - 2640.

5. 贾丽, 王仁本, 于金明, 等. 食管癌放疗后复发的再放疗 32 例疗效观察. 中华肿瘤防治杂志, 2006, 13 (11): 863 - 864.

6. Ji YH, Yang XY, Wu JQ, et al. Nimotuzumab with cisplatin or fluorouracil on human esophageal squamous cell carcinoma EC1 cells. Eur Rev Med Pharmacol Sci,

2015, 19 (4): 586 - 591.

7. Chen J, Ma L, Qu BL, et al. Nimotuzumab and cetuximab enhanced radiation effects on human esophageal carcinoma cells. Chin J Radiol Med Prot, 2014, 34 (7): 489 - 492.

8. Lledo G, Huguet F, Chibaudel B, et al. Chemoradiotherapy with FOLFOX plus cetuximab in locally advanced oesophageal cancer: the GERCOR phase II trial ERaFOX. Eur J Cancer, 2016, 56: 115 - 121.

9. Belkhiri A, El-Rifai W. Advances in targeted therapies and new promising targets in esophageal cancer. Oncotarget, 2015, 6 (3): 1348 - 1358.

（原强　整理）

011 食管癌新辅助治疗 1 例

病例介绍

患者，男，53 岁。主因进食后反酸、烧心半年，加重伴吞咽困难 20 余日，于 2016 年 4 月入院。胃镜：距门齿约 28 ～ 39cm 处食管可见一不规则溃疡隆起型肿块，表面充血糜烂，占据管腔 4/5，质脆，触之易出血，管腔狭窄，胃镜尚可通过。病理诊断：病变符合高分化鳞状细胞癌。食管造影：食管中下段可见长约 9cm 充盈缺损（图 49）。胸部 CT：食管中段管壁增厚（图 50）。完善全身检查，未见远处转移。入我科行术前放化疗。放疗：40Gy/2Gy/20f；同步化疗：多西他赛 40mg ＋ 奈达铂 40mg，每周 1 次，共 4 次。放化疗后评估，病灶较治疗前缩小（图 51，图 52）。

2016 年 7 月 11 日行手术切除，术后病理：①（食管）高 - 中分化鳞状细胞癌（溃疡型，大小 3.5cm × 2.0cm × 0.4cm），侵及全层，可见灶状坏死、钙化及异物巨细胞反应，癌周可见淋巴细胞、中性粒细胞及少量嗜酸性粒细胞反应，部分癌细胞可见退变、坏死、钙化，未见脉管内癌栓及神经侵犯，部分胃黏膜组织慢性炎伴出血，食管切缘及胃切缘均未见癌，胃周淋巴结未见癌转移（0/1）。②（胃组织下切缘）送检为网膜组织，未见癌，另见淋巴结未见癌转移（0/1）。③（吻合口组织）送检食管黏膜及胃黏膜组织未见癌。④（第 2 组淋巴结）送检淋巴结未见癌转移（0/8）。⑤（第 4 组淋巴结）送检淋巴结未见癌转移（0/4）。⑥（第 7 组淋巴结）送检淋巴结未见癌转移（0/1）。⑦（第 9 组淋巴结）送检淋巴结未见癌转移（0/2）。⑧（第 10 组淋巴结）送检淋巴结未见癌转移（0/1）。

笔记

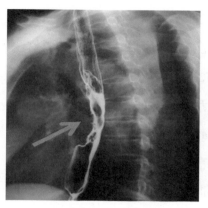

图49　治疗前食管造影示食管中
　　　下段可见长约9cm充盈
　　　缺损

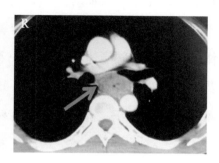

图50　胸部CT示食管中段管壁
　　　增厚

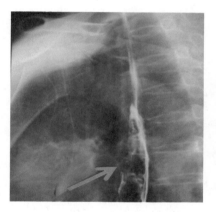

图51　放化疗后食管造影示食管
　　　中下段管壁僵硬，管腔扩
　　　张度尚好，无异常梗阻及
　　　扩张

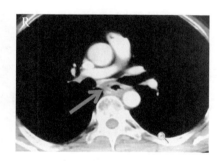

图52　胸部CT示食管癌放化疗
　　　后改变

病例分析

　　食管癌的主要治疗手段包括手术切除、放射治疗和化疗等。对于早期食管癌，单纯手术切除是标准的治疗方案。而对于局部进展期食管癌，术前新辅助治疗联合手术的多学科综合治疗，已成为主要治疗模式。

笔记

　　食管癌的术前新辅助治疗主要包括新辅助化疗、新辅助放疗及新辅助放化疗。新辅助治疗的主要优势在于：肿瘤血运完整，有利于保持病灶局部化疗药物强度和氧浓度；化疗对放疗具有增敏协同作用，可缩小肿瘤体积，降低肿瘤期别，从而增加手术 R0 切除率及病理完全缓解（pathological complate response，PCR）率；术前患者的耐受性较好，较术后放疗更易完成；化疗可有效控制和治疗体内微小转移灶，有效减少局部复发和远处转移。

　　食管癌新辅助放疗的研究最早开始于 20 世纪 50 年代，旨在通过新辅助放疗使肿瘤降期，通过提高 R0 切除率为患者带来生存获益，但早期的研究并未发现新辅助放疗能带来生存获益。近年来关于术前放疗的Ⅲ期临床研究较少见。目前认为，术前的新辅助放疗可以提高局部控制率，但 OS 并无获益，且新辅助放疗有可能增加术后并发症发生率及手术相关病死率，因此，目前的循证医学证据并不推荐新辅助放疗。

　　近年来，很多临床研究和荟萃分析探索了新辅助化疗联合手术对比单纯手术的疗效，证据表明新辅助化疗可为患者带来生存获益。2011 年 Sjoquist 发表于 *Lancet Oncol* 的一项 Meta 分析，对新辅助化疗联合手术与单纯手术治疗的疗效进行比较，收录了 10 个前瞻性随机对照临床试验共 2062 例患者。该研究显示，术前化疗可降低死亡风险（*HR* 0.87，*P* = 0.005）；分层分析显示，术前化疗可降低腺癌患者的死亡风险（*HR* 0.83，*P* = 0.01），但未能降低鳞癌患者的死亡风险（*HR* 0.92，*P* = 0.18）。日本的 JCOG9907 研究比较了术前化疗和术后化疗的疗效。术前给予 2 周期 PF（顺铂 + 氟尿嘧啶）方案化疗，5 周之内手术；对比术后化疗（术后 2 ~ 10 周内开始化疗，方案相同）。结果：5 年 OS 术前化疗的疗效优于术后化疗（55% *vs.* 43%），且未增加术后并发症的发生（*HR* 0.73，*P* = 0.004）。

基于该研究，新辅助化疗联合手术成为日本Ⅱ期和Ⅲ期食管鳞癌患者的标准治疗方案。顺铂+氟尿嘧啶是当前新辅助化疗最常用的方案，术前化疗周期一般为2~3个疗程，术前化疗与手术之间的间歇期为2~4周。随着紫杉醇、多西紫杉醇、伊立替康、奈达铂等新一代化疗药物的应用，也开始应用于食管癌的新辅助化疗。

术前新辅助放化疗联合手术相比于单纯手术，能够明显增加患者的生存时间，这样的结果不仅是被多项随机对照研究所证实，也同样被多篇Meta分析所验证。2011年Sjoquist等一项Meta分析，对新辅助放化疗联合手术与单纯手术治疗的疗效进行比较，收录了13个前瞻性随机对照临床试验共1932例患者。该研究显示，术前放化疗组较单纯手术组2年生存率可提高8.7%；进一步分层分析显示，新辅助放化疗对于鳞癌、腺癌患者均有生存获益。2012年荷兰Ⅲ期前瞻性随机对照临床研究——CROSS研究，奠定了术前同步放化疗在局部进展期食管癌治疗中的重要地位。试验入组了食管癌和胃食管结合部癌等患者共366例，其中食管癌患者占73.2%，食管胃结合部癌患者占24.1%，腺癌患者占75%，鳞癌患者占23%。放化疗方案："卡铂+紫杉醇"每周方案化疗，同步放疗（剂量为41.4Gy/1.8Gy/23f）。研究结果显示：新辅助放化疗组对比单纯手术组，患者明显获益：R0切除率分别为92%和67%（$P<0.001$），PCR率达29%；中位OS分别为49.4个月和24个月（$P=0.003$）。术后并发症发生率及术后病死率的差异无统计学意义（$P>0.05$）。亚组分析显示鳞癌和腺癌患者均有生存获益：鳞癌两组患者5年生存率分别为19.5%和9.3%（$P=0.011$），腺癌患者分别为13.4%和7.1%（$P=0.049$）。我国中山大学肿瘤医院开展的关于局部进展期食管鳞癌新辅助放化疗后手术与单纯手术对比的Ⅲ期临床试验，于2016年ESMO大会上做了口头报告。其研究结果表明：术前化放疗组对比单纯手术组 R0 切除率 98.4% *vs.* 91.2%（*P* = 0.002），PCR率 32.7% *vs.* 0（*P* < 0.001）；术前化放疗组对比单纯手术组 1 年、2年、3 年生存率分别为 90.0% *vs.* 85.8%、75.7% *vs.* 69.9%、72.6% *vs.* 62.4%（*P* = 0.035）。提示对于 ⅡB ~ Ⅲ期食管鳞癌患者，术前化放疗可提高 R0 切除率和 PCR 率，降低术后病理分期，同时显著延长患者总生存率。目前日本正在进行的 JCOG1109 研究，旨在比较食管鳞癌患者 PF 方案联合放疗的术前新辅助放化疗是否优于单纯术前化疗的Ⅲ期临床试验。

目前对于局部进展期食管癌新辅助治疗，可选择新辅助化疗和放化疗 2 种治疗模式，所以比较 2 种治疗模式的潜在优势很有必要。术前新辅助化疗或放化疗均有使患者显著获益的证据，但新辅助放化疗可使患者显著获益更多；当评价 2 种病理类型肿瘤的治疗效果时发现，新辅助放化疗对鳞癌和腺癌患者均有利，而新辅助化疗仅对腺癌患者有利。可见，对于 95% 以上的食管癌为鳞癌的中国，广泛开展术前放化疗并手术的治疗模式，对患者潜在的获益将更大。

病例点评

1. 食管癌是我国最常见的恶性肿瘤之一。新辅助治疗联合手术治疗，虽已被各大指南推荐为局部进展期食管癌的一线治疗，但目前在我国仍未广泛应用于临床。通过本病例可以看到，新辅助放化疗患者耐受良好，治疗后病灶明显缩小，成功行 R0 手术切除，未增加手术并发症，该治疗模式安全有效，值得临床推广。

2. 本病例在新辅助治疗前后均未行超声内镜检查，评估欠精确，望今后治疗过程中注意。

参考文献

1. 李晔雄．肿瘤放射治疗学（第 5 版）．北京：中国协和医科大学出版社，2018.

2. Sjoquist KM，Burmeiser BH，Smithers BM，et al．Survival after neoadjuvant chemotherapy or chemoradiotherapy for resectable oesohpageal carcinoma：an updated meta-analysis．Lancet Oncol，2011，12（7）：681－692.

3. Van Hagen P，Hulshof MC，van Lanschot JJ，et al．Preoperative chemoradiotherapy for esophageal or junctional cancer．N Engl J Med，2012，366（22）：2074－2084.

4. Igaki H，Kato H，Ando N，et al．A randomized trial of postoperative adjuvant chemotherapy with cisplatin and 5-fluorouracil versus neoadjuvant chemotherapy for clinical stage Ⅱ/Ⅲ squamous cell carcinoma of the thoracic esophagus（JCOG9907）．J Clin Oncol，2008，26（suppl）：215.

（赵欣　整理）

012　阿帕替尼联合化疗治疗侵袭性胸腺瘤1例

病例介绍

患者，男，64岁。因活动后气紧3月余，加重伴颜面水肿20余天于2018年2月7日入院。2017年11月患者无明显诱因出现活动后气紧，休息可缓解，伴乏力、纳差，未引起重视。2018年1月10日开始出现颜面水肿，伴咳嗽、咳少量黄色黏痰，于外院行胸部CT示前纵隔占位、左侧胸膜占位伴左侧胸腔积液、左侧膈肌上方占位（图53，图54），抽取血性胸腔积液500ml左右。

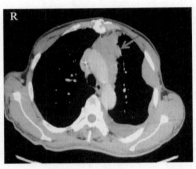

图53　疗前胸部CT示前上纵隔内可见一不规则团块影，最大层面大小约3.31cm×5.87cm，密度不均，其内可见液化坏死，增强呈轻中度强化（2018年1月15日）

2018年1月25日于我院门诊行肺穿刺活检术，病理回报：（左肺上叶）可见弥漫小淋巴样细胞浸润，结合免疫组化结果，考虑胸腺瘤（B2型）。免疫组化：CD3（淋巴细胞＋）、CD20（个别淋巴细胞＋）、CD21（－）、CD10（＋）、CD30（－）、CD5（＋）、CD23（－）、Cyclin D1（－）、Ki67（80%，＋）、TdT（＋）、CD117（－）、CK19（上皮细胞＋）。完善腹部CT、全身骨扫描、

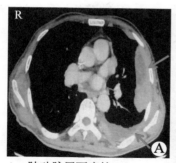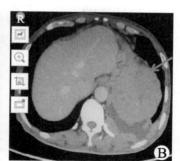

A：肺动脉层面病灶　　　B：左侧膈肌层面病灶

图54　疗前胸部CT示左侧胸膜呈结节样增厚，密度不均匀；左侧膈肌上方可见不规则团块影，增强呈不均匀强化，最大层面约9.5cm×10.3cm（2018年1月15日）

头颅 MRI 等辅助检查，均未见明显异常。查体：KPS 90 分，体表面积 1.52m²，全身浅表淋巴结未触及。胸廓对称无畸形，肋间隙正常，未触及胸膜摩擦感，左肺呼吸音弱、可闻及痰鸣音。颜面部水肿，以左侧为重。无杵状指，全身骨骼无压痛。2 周体重减轻 5kg。诊断：侵袭性胸腺瘤（B2 型）ⅣB 期，左肺转移、左侧胸膜转移。2018 年 2 月 3 日肿瘤标志物检测结果：神经元特异性烯醇化酶（NSE）35.97ng/ml↑（正常值范围：0～16.3ng/ml），细胞角蛋白 19（CK19）片段测定 7.33ng/ml↑（正常值范围：0～3.3ng/ml）。

既往史：高血压 4 年，间断服药，血压控制在 130mmHg/90mmHg 左右。2012 年因胃穿孔于外院行手术治疗。否认冠心病、糖尿病病史，否认肝炎、结核等传染病史，预防接种随当地进行，否认外伤输血史，否认药物、食物过敏史。个人史：无长期外地居住史，无疫水、疫源接触史，偶尔饮酒，吸烟 30 余年，平均每日 20 支，已戒烟 5 年，无冶游史。

2018 年 2 月 9 日开始给予紫杉醇 + 奈达铂方案化疗 2 周期（图 55，图 56）。2018 年 3 月 29 日复查肿瘤标志物：NSE 6.17ng/ml，CK19 片段测定 1.88ng/ml。2018 年 4 月 11 日开始给予紫杉醇 + 奈达铂＋阿帕替尼方案化疗 2 周期（图 57，图 58）。2018 年 5 月 29 日复查肿瘤标志物：NSE 7.99ng/ml，CK19 片段测定 1.50ng/ml（图 59）。

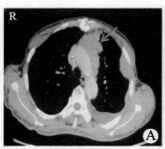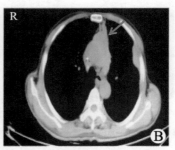

A：治疗前主动脉弓层面病灶　　B：化疗2周期后主动脉弓层面病灶

图 55　化疗 2 周期后复查胸部 CT，前纵隔原发灶从 3.31cm×5.87cm 缩小至 2.89cm×4.12cm（2018 年 3 月 29 日）

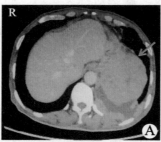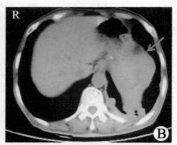

A：治疗前左侧膈肌层面病灶　　B：化疗2周期后左侧膈肌层面病灶

图 56　化疗 2 周期后复查胸部 CT，左侧膈肌病灶从 9.5cm×10.3cm 缩小至 8.29cm×8.82cm（2018 年 3 月 29 日）

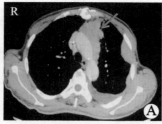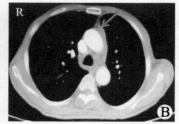

A：治疗前主动脉弓层面病灶　　B：化疗4周期后主动脉弓层面病灶

图 57　化疗 4 周期后复查胸部 CT，前纵隔原发灶从 3.31cm×5.87cm 缩小至 1.67cm×3.24cm（2018 年 5 月 29 日）

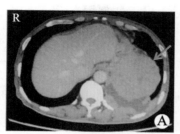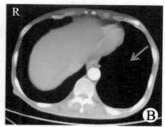

A：治疗前左侧膈肌层面病灶　　B：化疗4周期后左侧膈肌层面病灶

图58　化疗4周期后复查胸部CT，左侧膈肌病灶从9.5cm×10.3cm缩小至基本完全消失（2018年5月29日）

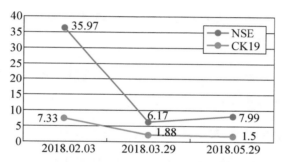

图59　多肿瘤标志物各项值的变化情况（ng/ml）

病例分析

　　该患者为晚期侵袭性胸腺瘤，治疗以全身化疗为主，辅以对症支持治疗。

　　侵袭性胸腺瘤的可选化疗方案主要为紫杉类药物或吉西他滨联合铂类，考虑到顺铂胃肠道毒性较大，且该患者平时胃肠功能较差，进食量少，所以选择了紫杉醇＋奈达铂方案化疗，奈达铂相比顺铂，胃肠道毒副作用较少，耐受性好。

　　对小分子抗血管生成靶向药物阿帕替尼做过多项临床试验，对于晚期的卵巢癌、胃癌、小细胞肺癌、食管癌、肝癌、宫颈癌等瘤

63

种，在化疗的基础上联合阿帕替尼，可以明显延长患者的无疾病进展生存时间，同时可以明显提高化疗的有效率，迅速降低肿瘤负荷，明显改善患者的生活质量。

经过紫杉醇＋奈达铂方案 2 周期化疗后，原发病灶有所缩小，但缩小程度不满意，所以在第 3 周期化疗同时加用了抗血管生成靶向药物阿帕替尼。该患者阿帕替尼的使用剂量为每日口服 250mg（1 片），在第 4 周期后进行疗效评估，达到大 PR，接近于 CR，疗效尚佳。证实了在晚期侵袭性胸腺瘤的治疗中，化疗联合抗血管生成药物治疗，可以更大程度地杀灭肿瘤细胞，为患者带来生存上的获益。

多项回顾性研究证实，B2 型的侵袭性胸腺瘤化疗疗效差异较大，有的患者效果很好，肿瘤缩小很快；有的患者效果较差，化疗几个周期肿瘤变化不大。该患者属于单纯化疗效果不理想的一类，化疗 2 周期，肿瘤体积变化不大，所以考虑在化疗的基础上联合抗血管生成药物，以最大程度地增加疗效。最终，加用了抗血管生成药物阿帕替尼，疗效大幅度提高。

同时可以看到，肿瘤标志物中的 NSE 和 CK19 片段在该病例中有一定的特异性，治疗前高出正常范围，化疗有效后迅速降到正常范围，为今后研究 B2 型侵袭性胸腺瘤的特异性肿瘤标志物带来一定的指导意义。

⊞ 病例点评

目前，抗血管生成药物如阿帕替尼，在侵袭性胸腺瘤的治疗中还缺乏高级别循证医学证据，但该患者取得了很好的疗效，为今后侵袭性胸腺瘤的治疗提供了更加宽广的思路，但仍需进一步通过高质量的临床试验来证实其疗效。

参考文献

1. 李晔雄．肿瘤放射治疗学（第 5 版）．北京：中国协和医科大学出版社，2018.

2. 谷铣之．现代肿瘤学（临床部分）．北京：北京医科大学中国协和医科大学联合出版社，1993：422 – 435.

3. 王德元．胸部肿瘤学．天津：天津科学技术出版社，1994：214 – 224.

4. 刘复生，刘彤华．肿瘤病理学．北京：北京医科大学中国协和医科大学联合出版社，1997：464 – 487.

5. 姬巍，冯勤付，周宗玫，等．73 例胸腺癌的治疗与预后分析．中华放射肿瘤学杂志，2006，15（2）：97 – 100.

（肖峰　整理）

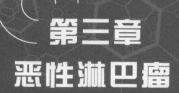

第三章
恶性淋巴瘤

013　弥漫大 B 细胞淋巴瘤 1 例

📋 病例介绍

　　患者，男，42 岁。2017 年 6 月初无意发现右颈肿块，质软、无压痛、不随吞咽移动。偶有头晕，无乏力、盗汗、体重下降。当地医院颈部彩超示"右颈动脉体瘤？"，后就诊我院。门诊以右颈动脉体瘤收入我院血管科，查颈胸 CT（图 60）。进一步行彩超引导下穿刺活检，2017 年 6 月 29 日病理结果：（右颈部）送检穿刺组织多条，其间可见异形细胞弥漫浸润，细胞核椭圆、较不规则，部分细胞可见小核仁，核分裂象易见，疑恶性肿瘤。免疫组化示 CD20、CD19、PAX-5 弥漫阳性，Ki67（90%， +），符合侵袭性 B 细胞淋巴瘤，结合其他免疫组化结果，倾向弥漫大 B 细胞淋巴瘤（生发中

笔记

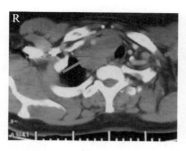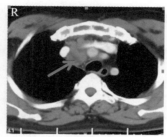

图 60 胸部 CT 示右下颈及上纵隔肿块，局部推压气管

心来源）伴 CD56 异常表达，鉴于 CD21 示局灶残留破损 FDC 网，不除外高级别滤泡淋巴瘤向弥漫大 B 细胞淋巴瘤转化，建议必要时大体标本送检。免疫组化结果：CD3（灶＋），CD20（弥漫＋），Ki67（90%，＋），AE1/AE3（－），Vimentin（部分＋），S-100（个别＋），Syn（－），CgA（－），CD56（弥浸＋），PAX-5（弥漫＋），CD21（少量残破 FDC 网＋），CD10（＋），Bcl-6（＋），Bcl-2（－），MUM1（＋），CD19（弥漫＋），CD138（－），CD38（－），Desmin（－），SMA（－），CD5（－），C-myc（20%，＋），CD34（－），GFAP（－），P53（散在＋，强弱不一），CD30（＋），ALK（－）。病理补充诊断：原位杂交结果 EBER（－）。行骨髓穿刺：未见骨髓受累。2017 年 10 月 10 日行 PET/CT 进一步明确诊断：右下侧颈部及上纵隔不规则肿块，边界欠清晰，大小约 6.5cm×4.1cm×8.0cm，FDP 明显异常摄取，SUVmax＝16.09，内部密度基本均匀。邻近组织明显受压，气管及右叶甲状腺左移。上纵隔可见多枚肿大淋巴结，SUVmax＝5.9（图 61）。诊断意见：累及右颈下部及上纵隔不规则肿块，高代谢，上纵隔多枚肿大并 FDP 代谢淋巴结。考虑恶性肿瘤。头颈部、胸部及余下组织实质脏器未见确切异常浓聚灶。

根据 PET/CT 结果，此患者 Ann Arbor 分期为 ⅡA 期。于我科

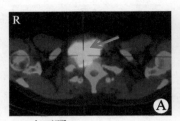
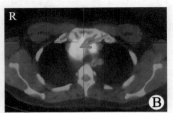

A：右下颈   B：上纵隔

图 61　PET/CT 示肿块大小 6.5cm×4.1cm×8.0cm，FDP
　　　明显摄取，SUVmax 为 16.09

行 R-CHOP 方案化疗 6 周期。化疗 2 周期后复查胸部 CT（图 62）。
继续巩固化疗 4 周期复查胸部 CT（图 63）。化疗 6 周期后行局部放
疗，CTV：右颈Ⅲ区，Ⅳ区，前上纵隔淋巴引流区，下界至主动脉
弓下界水平，包括疗前受侵甲状腺、部分食管、部分椎体；PTV：
CTV 外扩 0.5cm 形成。处方剂量 40Gy。2018 年 11 月再次复查胸部
CT，未见复发征象（图 64）。

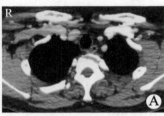
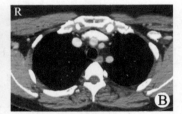

A：右下颈   B：下纵隔

图 62　胸部 CT 示肿块基本消失

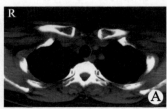
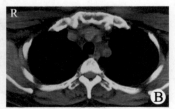

A：右下颈   B：下纵隔

图 63　胸部 CT 未见占位

笔记

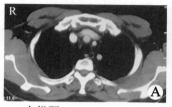
A：上纵隔

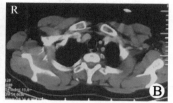
B：下颈部

图 64 复查 CT 未见复发征象

病例分析

弥漫大 B 细胞淋巴瘤（DLBCL）为最常见的 NHL 病理类型。患者症状包括首发症状和 B 组症状。分期检查包括常规化验、LDH、颈胸腹盆 CT/MRI、内镜、骨髓活检、心脏彩超等。推荐行 PET/CT，对于疗前分期、疗效评价、预后判断及靶区勾画具有重要指导作用。分期采用 Ann Arbor 分期，同时明确国际预后指数（International Prognostic Index，IPI）进行预后风险评估。制定治疗方案需综合考虑分期、部位、是否大肿块、IPI 评分及患者一般情况和治疗意愿。DLBCL 被认为是一种全身性病变，也是潜在可治愈的淋巴瘤，疗后 60% 长期生存，早期 5 年 PFS 为 80%，晚期为 50%。

DLBCL 特点为老年多见，中位发病年龄 55 岁，50% 为 I 期～II 期，30% 有大肿块，15% 可见骨髓受侵，50%～60% 表现为 LDH 升高。结内 DLBCL 表现为淋巴结无痛性进行性增大。结外 DLBCL 根据受累器官不同表现多样，原发睾丸或中枢神经系统预后较差。

DLBCL 不同于 NK/T 细胞淋巴瘤，化疗是主要的治疗手段，可明显提高生存率。放疗作为化疗后辅助或挽救手段，常于化疗后进行。早期（I～II 期）且非大肿块者，推荐 4 周期 R-CHOP + 受累

笔记

69

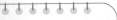 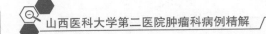

部位放疗，如没有使用美罗华，建议 5~6 周期 CHOP；Ⅰ~Ⅱ期大肿块者，推荐 6~8 周期 R-CHOP + 受累部位放疗；Ⅲ~Ⅳ期患者，推荐 6~8 周期 R-CHOP ± 受累部位放疗或参加临床研究。需要强调的是疗末 PET/CT 评价较传统 CT 有优势，特别是在残存灶的良恶性评价方面。

化疗后放疗指征包括：大肿块；结外受侵；肿瘤残存（未达CR）。化疗后达 CR 且无不良预后因素的可考虑观察。化疗抗拒的行放疗挽救，局控率 90%。放疗剂量：化疗后 CR，30~36Gy，残存或疗前大肿块 40~50Gy。

此患者以颈部肿块首诊，无 B 组症状。穿刺病理回报 CD20、CD19 弥漫阳性，支持弥漫大 B 细胞淋巴瘤。PET/CT 提示锁骨上引流区及纵隔引流区可见 SUV 浓聚。Ann Arbor 分期为Ⅱ期 A（IPI 评分 0 分），肿块最大直径 7cm。因肿块直径较大，给予 6 周期 R-CHOP 化疗，序贯局部放疗，疗末复查疗效评价 CR。定期复查无复发。此类型肿瘤放化疗疗效确切，生存较好。

📋 病例点评

1. 虽然 DLBCL 化疗具有重要地位，但累及纵隔或纵隔原发的淋巴瘤恶性度高，往往需加局部放疗，在化疗基础上进一步提高局控率。

2. 此患者做了 PET/CT，疗前检查充分，分期更为准确。6 周期化疗后序贯放疗，治疗较为规范，定期复查无复发征象。

3. B 细胞淋巴瘤 CD20 阳性患者可获得利妥昔单抗（美罗华）治疗的机会，在与 CHOP 方案合用时应注意蒽环类药物及靶向药物心脏毒性的叠加，疗前应对心脏功能进行充分评估。

参考文献

1. 李晔雄．肿瘤放射治疗学（第 5 版）．北京：中国协和医科大学出版社，2018.

2. 美国国家综合癌症网络．NCCN 临床实践指南：B 细胞淋巴瘤（2017. V5）．美国，旧金山：第 22 届美国国家综合癌症网络年会，2017.

3. 中华医学会血液学分会，中国抗癌协会淋巴瘤专业委员会．中国弥漫大 B 细胞淋巴瘤诊断与治疗指南（2013 年版）．中华血液学杂志，2013，34（9）：816－819.

4. Wu JQ，Song YP，Su LP，et al. Three-year follow-up on the safety and effectiveness of Rituximab plus Chemotherapy as first-line treatment of Diffuse Large B-Cell Lymphoma and follicular Lymphoma in Real-world clinical settings in China：a Prospective，Multicenter，Noninterventional Study. Chin Med J（Engl），2018，131（15）：1767－1775.

（刘莹　何晓瑜　整理）

014. 原发纵隔 B 细胞淋巴瘤 1 例

病例介绍

　　患者，男，44 岁。2017 年 9 月体检时发现纵隔占位，无发热、盗汗、体重下降，无咳嗽、胸痛、气短，胸部 CT（图 65）提示前纵隔肿块，"胸腺瘤"可能性大。2017 年 11 月 6 日北京某医院行全麻下纵隔肿块切除术，术中可见肿瘤与周围粘连，侵犯部分胸膜及心包。手术完整切除肿块连同受累胸膜及心包。术后病理：肿块大小 9.0cm×8.0cm×5.0cm，检出淋巴结 12 枚。病理示纵隔弥漫大 B 细胞淋巴瘤，间质纤维化，淋巴结为反应性增生。免疫组化：CD20（＋），CD30（＋），ki67（60%，＋），CD117（＋），CD3（－），CD5（－），TDT（－），CK19（－），ALK（－），CDla（－），PLAP（－），OCT4（－），AFP（－）。补做基因检测 *BCL2/BCL6* 及 *MYC* 均未见易位。MUM-1 阳性。术后做 PET/CT（图 66）。

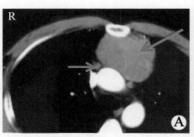
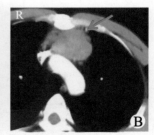

A：周围淋巴结增生　　　　　　B：邻近胸膜受侵

图 65　胸部 CT 纵隔窗提示前纵隔肿块

　　术后于 2017 年 12 月 8 日始在我科行 R-CHOP 化疗 4 周期。化疗后复查 PET/CT（图 67）。胸骨手术切口 FDG 代谢增高，SUV＝4.5 ~ 5.2；前上纵隔主动脉弓下升主动脉左侧可见 8.0mm×

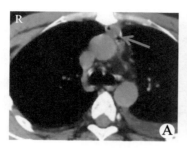
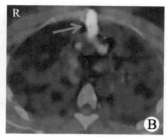

图 66　胸骨正中可见矢状条形高代谢影，SUV 为 4.0 ~ 4.7
　　　（考虑术后改变）

14.0mm 密度影，SUV = 4.3，向下向右贴近升主动脉延至右侧纵隔胸膜，可见条形代谢增高，SUV = 4.4。2018 年 3 月 7 日于我科行胸部放疗，处方剂量：95% 计划靶区（planning target volume，PTV）50Gy/2Gy/25f，勾画靶区（红色区）包括临床靶区（clinical target volume，CTV）为前上纵隔占位灶及手术入路胸骨区并根据解剖屏障适当外扩，三维外扩 0.5cm 形成 PTV（图 68）。放疗后 3 个月复查 PET/CT，前纵隔条片状软组织影，SUVmax = 4.4，考虑治疗后改变，建议定期复查（图 69）。

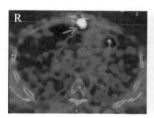
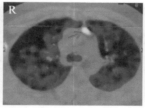
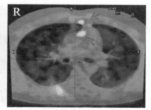

图 67　PET/CT 示前上纵隔内结节及双侧纵隔胸膜增厚处 FDG 高代谢，考
　　　虑复发

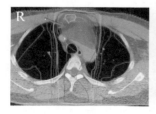
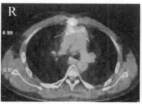
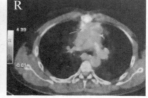

图 68　胸部放疗　　　图 69　胸骨术后局部摄取 SUVmax 为 4.0，考
　　　靶区　　　　　　　　　虑术后改变

病例分析

恶性淋巴瘤不同于实体瘤，是来源于血液系统的恶性肿瘤，包括霍奇金淋巴瘤（HL）和非霍奇金淋巴瘤（NHL）。临床常见病理类型为 NHL，约占 90%。NHL 根据细胞来源分为 T/NK 细胞和 B 细胞淋巴瘤两类。常见有弥漫大 B 细胞淋巴瘤（DLBCL）、结外鼻型 NK/T 细胞淋巴瘤、原发纵隔 B 细胞淋巴瘤（PMBL）、滤泡性 B 细胞淋巴瘤等，其中 DLBCL 是国内外最常见的病理类型。

恶性淋巴瘤的治疗包括化疗、放疗、免疫靶向治疗。对于 NK/T 细胞淋巴瘤放疗有较好疗效。而放化疗结合是大部分 I~II 期侵袭性淋巴瘤（如 DLBCL、PMBL）的主要治疗手段。多采用化疗后序贯放疗的模式。III~IV 期淋巴瘤主要选择化疗。若 CD20 阳性者可采用 CHOP + 利妥昔单抗。对于化疗敏感的 B 细胞淋巴瘤，放疗是主要辅助治疗手段。对于化疗抗拒或不能耐受化疗的患者，放疗仍是一种挽救措施。放疗采用受累部位照射，剂量 35~50Gy，局控率达 90% 以上。

PMBL 是来源于胸腺的 B 细胞淋巴瘤，在我国占 NHL 的 2%，PMBL 特点是女性多见，中位年龄 30 岁，肿瘤位于前上纵隔，70% 为大肿块，易侵犯邻近器官引起压迫症状（如胸痛、胸闷、咳嗽、气短等）。I~II 期常见，约占 70%。免疫表型与 DLBCL 明显不同，PMBL 无 Ig 表达，无 bcl-6 突变和 bcl-2 重组，常见 MAL 过表达。极少骨髓受侵及淋巴结转移。复发转移主要为实质器官受累，相较于其他大 B 细胞淋巴瘤预后更好。

6 周期 R-CHOP + 受累部位照射是 PMBL 的标准治疗。多项回顾性研究显示利妥昔单抗联合化疗方案可提高无病生存和总生存，优于单纯 CHOP 方案。相比 CHOP，MACOP-B 可能有更好疗效。剂量增强 R-EPOCH 在 CHOP 上联合 VP-16，用药时间更长，认为有更高的 CR 率，更有利于克服耐药。PMBL 最适方案仍未有明确共识，R-CHOP 仍是目前首选一线，对于高龄者建议 R-mini-CHOP 方案。

化疗后疗效评价优选 PET/CT，推荐化疗结束后 6～8 周进行。因 PMBL 具有丰富的纤维背景成分，对于疗后残留肿块使用 PET/CT 可更好区分是纤维组织还是肿瘤残留，判断是否达 CR。目前认为 Deauville 评分 4～5 分判定为阳性，肿瘤易复发进展。而疗前非大肿块的化疗后 PET/CT 阴性，可考虑观察。

PMBL 放疗指征为化疗后未达 CR、肿瘤残存（Deauville 评分 4～5 分）、疗前大肿块、疗后进展或出现新发灶，放疗挽救可使部分患者治愈。放疗区域包括前上纵隔原发灶、受累淋巴结并适当外扩，不做淋巴结预防照射。CR 患者剂量 40Gy，残存或未达 CR 的 50Gy。

此类型预后良好，Ⅰ～Ⅱ期 5 年 OS 为 80%。主要预后不良因素包括：ECOG 评分、分期、大纵隔、化疗未达 CR 及肿瘤残存。

此患者以"胸痛"为首发症状，外院检查误以为"胸腺瘤"行手术切除，术中发现已侵犯胸膜、心包等周围组织，并可见多枚淋巴结。病理支持 PMBL，肿瘤背景富于纤维化，CD20＋，MUM-1＋。补做基因检测 bcl-2/6 及 MYC 均未见易位，排除发展迅速、侵袭性强的双重打击/三重打击淋巴瘤，淋巴结不考虑受侵。于我科行 R-CHOP 化疗 4 周期，复查 PET/CT 提示明显残存，且手术入路胸骨区可见异常浓聚。后加胸部放疗，靶区扩大化，包括前上纵隔疗前受侵区域及受累胸骨区，剂量 50Gy。疗后常规复查病情稳定。

🩺 病例点评

1. 由此病例总结教训，对怀疑淋巴瘤的患者，首先进行穿刺活检或淋巴结切取活检明确病理非常重要。如病理为淋巴瘤，则给予放化疗，避免了手术。

2. 对于 PMBL，大肿块多见，早期放疗非常重要，可显著提高患者的生存率。放疗应作为综合治疗的一部分，化疗后放疗 CR 率达 80%。

3. 对于疗后影像残存的情况，最好使用 PET/CT 检查以便区分肿瘤残存及纤维化组织。

参考文献

1. 徐利明. 原发纵隔 B 细胞淋巴瘤研究进展. 白血病·淋巴瘤，24（12）：756 – 762.

2. 李晔雄. 肿瘤放射治疗学（第 5 版）. 北京：中国协和医科大学出版社，2018.

3. Copie-Bergman C, PlonquetA, Alonso MA, et al. MAL expression in Iymphoid cells：further evidence for MAL as a distinct molecular marker of primary mediastinal large B-cell lymphomas. Modern Pathol, 2002, 15（11）：1172 – 1180.

4. Zhu YJ, Huang JJ, Xia Y, et al. Primary mediastinal large B-cell lymphoma（PMLBCL）in Chinese patients：clinical characteristics and prognostic factor. Int J Hematol, 2011, 94（2）：178 – 184.

5. Aoki T, Izutsu K, Suzuki R, et al. Prognostic significance of pleural or pericarddial effusion and the implication of optimal treatment in primary mediastinal large B-cell lymphoma：a multicenter restrospective study in Japan. Haematologica, 2014, 99（12）：1817 – 1825.

6. Pinnix CC, Dabaja B, Ahmed MA, et al. Single-institution experience in the treatment of primary mediastinal B cell lymphoma treated with immunochemotherapy in the setting of response assessment by 18fluorodeoxyglucose positron emission tomography. Int J Ridiat Oncol Biol Phys, 2015, 92（1）：113 – 121.

（刘莹　何晓瑜　整理）

015　结外鼻型 NK/T 细胞淋巴瘤 1 例

病例介绍

　　患者，女，32 岁。2016 年 9 月因间断发热伴脓涕 5 月余就诊于我院，行鼻腔鼻窦 MRI（图 70）。穿刺活检病理：左侧上颌窦肿块，淋巴细胞弥漫分布，可见大片状坏死。免疫组化：CD3（弥漫＋）、CD45RO（弥漫＋）、CD56（弥漫＋）、CD20（－）、CD79α（－），符合结外 NK/T 细胞淋巴瘤（鼻型）。2016 年 9 月于我院血液内科给予 SMILE 方案 ×5 周期，化疗后复查 MRI（图 71），疗效评价 PR。化疗后于我科行局部放疗，靶区：肿瘤靶区（gross tumor volume，GTV）为疗后残留灶，CTV 包括部分额窦、全组筛窦、部分蝶窦、双侧鼻腔、鼻前庭、后鼻孔、左侧上颌窦、翼腭窝、右侧

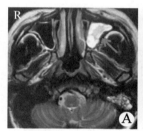
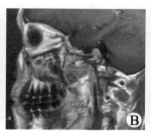
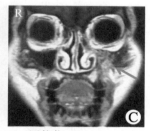

A：横断位　　　　　B：矢状位　　　　　C：冠状位

图 70　MRI 示左侧上颌窦内软组织信号肿块影

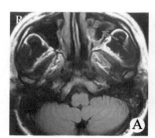
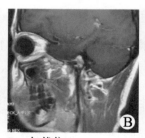
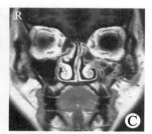

A：横断位　　　　　B：矢状位　　　　　C：冠状位

图 71　MRI 示左侧上颌窦肿块较前明显缩小

上颌窦内侧壁，下界为硬腭；PTV 为 CTV 三维外扩 0.5cm 形成。处方剂量 6MV-X IMRT 95% PTV 50Gy/2Gy/25f。放疗后复查 MRI（图 72）。

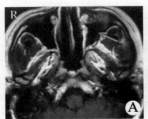

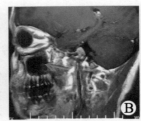
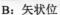
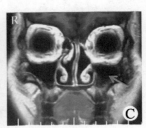

A：横断位　　　　　　B：矢状位　　　　　　C：冠状位

图 72　MRI 示左侧上颌窦肿块基本消失

病例分析

结外鼻型 NK/T 细胞淋巴瘤是我国最常见的外周 T 细胞淋巴瘤。原发于结外，上呼吸道、消化道占 80%，以鼻腔最常见，其次为韦氏环、皮肤、胃肠道。原发部位不同，预后不同。特点为：男性多见，常见 B 症状，70%~80% 为 Ⅰ~Ⅱ 期，IPI 评分多为 0~1 分。病理表现为坏死性血管炎。50% 侵犯邻近器官，较少淋巴结受累，远转部位以皮肤最常见，分期采用 Ann Arbor 分期。肿瘤对放疗敏感，放疗是早期患者的主要治疗手段。化疗推荐采用较为强烈的含有门冬酰胺酶的方案。晚期患者放化疗效果均不佳。

此病的治疗主要根据 Ann Arbor 分期和预后指数进行分层（年龄、一般状态、LDH、分期、原发肿瘤浸润）。极早期患者放疗敏感、病灶局限，放疗作为首选。由于本病侵袭性强、进展迅速，大部分患者单独放疗有局限性，故指南推荐对于能耐受化疗者，建议行放化疗联合。Ⅰ 期低危组推荐单纯放疗，预后最好；Ⅰ 期高危组和Ⅱ期推荐放疗联合化疗；晚期推荐参加临床研究或化疗。放疗CR率50%～100%，中位CR率70%。常规化疗CR率20%～50%，联合门冬酰胺酶化疗方案有效率上升至70%。此病对化疗敏感性不及其他类型淋巴瘤，化疗后即使CR，仍有部分患者缓解期短，出现继发抗拒。化疗失败或抗拒的患者可被放疗挽救。

放疗根治剂量为50Gy。早期患者应用大野照射至50Gy局控率达90%，5年OS为70%～80%。小野低剂量照射（＜50Gy）局部复发率高达50%，5年OS为40%～50%。Ⅰ期不需做颈部淋巴结预防照射，Ⅱ期需同时双颈照射。

失败模式：主要失败部位为结外器官，淋巴结转移少见。早期患者失败率20%～30%。远转部位依次为皮肤、肺、肝。单纯化疗局部复发较常见，挽救效果不佳，2年总生存率20%以下。

此患者以脓涕、明显B组症状就诊。行鼻咽喉镜及头颈部MRI检查，病理为结外鼻型NK/T细胞淋巴瘤。Ann Arbor分期为ⅠE期B（NKTCL-PI评分0，低危组），5年OS为80%以上。对于鼻窦部位早期患者推荐以放疗为主的综合治疗。此患者首诊内科已完成SMILE方案5周期化疗（含有左旋门冬酰胺酶），复查仍有部分残留后入我科行放疗。放疗过程中注意保护射野区域皮肤，预防黏膜炎，保持鼻腔湿润。避免暴晒、揉搓。

🏥 病例点评

1. 对于结外NK/T细胞淋巴瘤，放疗是首选的根治性治疗手段。对于早期患者单纯放疗可以收到明显疗效，避免了多周期化疗带来的较大经济负担。

2. 此患者首诊内科已先行化疗，对于疗后残留灶的处理，放疗

笔记

是一种非常有效的挽救手段。

　　3. 此患者未做 PET/CT，对于恶性淋巴瘤，有条件的患者最好行全身 PET/CT 检查，使分期更加准确。

　　4. 此患者放疗靶区范围较大，目前认为除 IPI 之外，大野照射及放疗剂量也是重要预后因素。

参考文献

1. 李晔雄 . 肿瘤放射治疗学（第 5 版）. 北京：中国协和医科大学出版社，2018.

2. 美国国家综合癌症网络 . NCCN 临床实践指南：B 细胞淋巴瘤（2017. V5）. 美国，旧金山：第 22 届美国国家综合癌症网络年会，2017.

3. 李晔雄，高远红，袁志勇，等 . 国际预后指数在伟氏环非霍奇金淋巴瘤的预后意义 . 中华放射肿瘤学杂志，2002，11（2）：105 - 110.

4. Wu RY, Li YX, Wang WH, et al. Clinical disparity and favorable prognoses for Waldeyer, s ringextranodal nasal-type NK/T-cell lymphoma and diffuse large B-cell lymphoma. Am J Clin Oncol, 2014, 37（1）：41 - 46.

5. Yang Y, Cao JZ, Lan SM, et al. Association of improved locoregional control with prolonged survival in early-stage extranodal nasal-type NK/T-cell lymphoma. JAMA Oncol, 2017, 3（1）：83 - 91.

（刘莹　何晓瑜　整理）

第四章
乳腺癌

016 乳腺癌新辅助化疗1例

病例介绍

　　患者，女，60岁。2015年7月发现左乳内下象限肿块，最大径约1.50cm，不伴局部压痛、皮肤改变，未重视。之后肿块逐渐增大，至2015年10月肿块最大径约5.00cm，伴局部针刺样疼痛。入院查体：左乳乳头凹陷，左乳内下象限可触及一约5.00cm×4.00cm肿块，局部皮肤可见"橘皮征"。既往史：高血压病3级（很高危），陈旧性脑梗死，胆囊结石，肝囊肿。治疗前乳腺彩超结果：左乳内下象限腺体内见范围约4.83cm×3.26cm低回声实性肿块，形态不规则，边界毛糙，内部回声不均匀见钙化灶，考虑癌可能（BI-RADS 5级）；其上方见范围约0.81cm×0.90cm低回声实性结节，其外下方见范围约 2.06cm×1.07cm 低回声实性结节，考虑为周围实性子结节形成；左腋下见范围约 1.96cm × 0.87cm、2.13cm×1.27cm 两个低回声实性结节，考虑为左腋窝淋巴结转移癌（2015 年 10 月 9 日）。2015 年 10 月 10 日病理结果：（左乳）浸润性导管癌（图 73）。免疫组化结果：ER（约 10%，2 +），PR（ － ），HER-2（3 +），CK5/6（ － ），E-cadherin（ + ），Ki67（约 60% ， + ），P63（2 +）。完善胸部 CT、腹部 + 盆腔超声、头颅 MRI、全身骨扫描未见明显异常。诊断：左乳浸润性导管癌（$cT_4N_1M_0$ ⅢB 期），左腋窝淋巴结转移。分子分型：Luminal B 型（HER-2 阳性）。

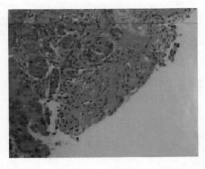

图 73   病理结果：（左乳）浸润性导管癌（HE×400）

治疗经过：新辅助化疗 8 周期，其中多西他赛 + 脂质体阿霉素 + 曲妥珠单抗方案化疗 1 周期，多西他赛 + 表柔比星 + 曲妥珠单抗方案化疗 3 周期，多西他赛 + 卡铂 + 曲妥珠单抗方案化疗 4 周期。化疗 2 周期后，乳腺彩超结果：左乳肿块大小 3.0cm×2.2cm，左腋下最大淋巴结 1.9cm×0.7cm（2015 年 11 月 4 日）。化疗 4 周期后，乳腺彩超结果：左乳肿块大小 1.8cm×1.2cm，左腋下最大淋巴结 0.8cm×0.5cm（2015 年 12 月 28 日）。化疗 6 周期后，乳腺彩超结果：左乳肿块大小 1.8cm×1.1cm，左腋下最大淋巴结 0.9cm×0.4cm（2016 年 2 月 24 日）。化疗 8 周期后，乳腺彩超结果：左乳肿块大小 1.7cm×0.9cm，左腋下最大淋巴结 1.3cm×0.5cm（2016 年 3 月 22 日）。在新辅助化疗 8 周期后，患者于 2016 年 3 月 24 日在全麻下行左乳癌改良根治术，手术过程顺利。术后病理结果示瘤床残留少量散在癌组织（最大径约 0.7cm），癌细胞退变，间质纤维化，灶状淋巴细胞浸润；新辅助化疗效果组织学评估（Miller-Payne 分级，MP 分级）：3 级（估计肿瘤细胞减少 30% ~ 90%）；乳头及表面皮肤未见癌；免疫组化结果：ER（90%，3 +），PR（10%，2 +），Ki67（20%，+），C-erbB-2（3 +），CK5/6（－），Calponin（－），P53（2 +）；送检淋巴结未见癌转移（1 站淋巴结 0/13；2 站淋巴结 0/0）（图 74）。2016 年 4 月 8 日于我科开始行左侧胸壁 + 左侧锁骨上下淋巴结区域放射治疗，Dt 50Gy/2Gy/25f。放射治疗同时给予口服阿那曲唑片内分泌治疗满 5 年。同时每 21 天给予静点曲妥珠单抗注射液靶向治疗，满 1 年之后停止。

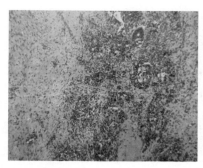

图 74 术后病理结果示瘤床残留少量散在癌组织（HE×100）

病例分析

乳腺癌新辅助化疗的适宜人群：临床分期为 ⅢA（不含 T_3、N_1、M_0）、ⅢB、ⅢC 期；临床分期为 ⅡA、ⅡB、ⅢA（仅 T_3、N_1、M_0）期，对希望缩小肿块、降期保乳的患者，也可考虑新辅助化疗。该患者就诊时出现"橘皮征",说明肿瘤已侵犯皮肤,且2015年10月9日乳腺彩超结果显示:左乳原发灶周围实性子结节形成,所以T分期为T_4;2015年10月9日乳腺彩超结果显示:左腋下可见2枚肿大淋巴结(1.96cm×0.87cm、2.13cm×1.27cm),均为孤立淋巴结,未融合,所以N分期为N_1;其他辅助检查结果,如胸部CT、腹部+盆腔超声、头颅MRI、全身骨扫描均未见明显异常,M分期为M_0,最终临床分期为$cT_4N_1M_0$ⅢB期,无法直接手术切除,符合新辅助化疗指征。

该患者根据分期属于局部晚期乳腺癌,直接手术切除无法保证切除干净。而在局部晚期的乳腺癌治疗中,新辅助治疗有着不可替代的作用,有以下优点:①可以使肿瘤缩小、分期降低,提高手术的根治性切除率;②与单纯手术相比提高了患者化疗的耐受性;③可测病灶的存在提供了活体药敏检测的依据,能提示化疗敏感性,指导化疗方案调整;④对于肿瘤较大且有保乳意愿的患者可以提高保乳率;⑤若能达到pCR,则预示较好的远期效果。多项新辅助化疗相关试验结果显示,紫杉类药物与蒽环类药物的联合方案达pCR率较高,且HER-2阳性者在紫杉+蒽环的基础上联合曲妥珠单抗可以明显增加pCR率。该患者新辅助化疗起始方案即为紫杉+蒽环的联合,且因为HER-2阳性,化疗同时给予曲妥珠单抗靶向药物治疗。目前所有新辅助化疗的试验研究发现达pCR者较未达pCR者生存期明显获益,以TNBC为著。目前pCR的概念为:乳腺癌原发病灶及腋窝阳性淋巴结均达CR。该患者虽然左乳原发灶未达到pCR,但术后病理结果提示新辅助化疗效果组织学评估(Miller-Payne分级,MP分级)为3级,即估计肿瘤细胞减少30%~90%,且送检腋窝淋巴结未见癌转移,侧面证实了该患者化疗效果也相当不错。

一些回顾性分析显示，新辅助化疗不会明显增加术后并发症，不会明显增加手术难度。中国抗癌协会乳腺癌诊治指南与规范（2017 版）推荐新辅助化疗患者在术前即完成辅助化疗的总疗程数（如 6 个或 8 个周期），术后可不再化疗。该患者新辅助化疗达到 8 个周期，术后不再进行辅助化疗。中国抗癌协会乳腺癌诊治指南与规范（2017 版）明确提出了新辅助化疗后的放疗指征是：参考新辅助化疗前的初始分期，初始分期为 ⅡB 期以上的，即使达到 pCR，也仍然有术后放疗适应证，且放疗技术和剂量同未接受新辅助化疗的改良根治术后放疗。所以，该患者在根治术后行左侧胸壁 + 左侧锁骨上下淋巴结区域放射治疗，Dt 50Gy/2Gy/25f。

　　该患者术后病理免疫组化结果回报：ER（90%，3 +），PR（10%，2 +），为激素受体阳性患者，术后应继续给予口服内分泌治疗药物，该患者已绝经，所以应口服芳香化酶抑制剂满 5 年。对于 HER-2 阳性患者，靶向药物曲妥珠单抗辅助治疗需用满 1 年，所以在术后继续每 21 天给予静点曲妥珠单抗注射液，用满 1 年为止。

病例点评

　　该患者确诊后应行腋窝淋巴结病理活检，对病情有个全面评估，但该患者并未进行腋窝淋巴结病理分期，只通过彩超可见腋窝淋巴结肿大，就将淋巴结分期定为 N_1，有欠妥之处。病理分期仍为"金标准"，今后尽量做到病理精准分期。

参考文献

1. 中国抗癌协会乳腺癌专业委员会. 中国抗癌协会乳腺癌诊治指南与规范（2017 版）. 中国癌症杂志，2017，27（9）：695 - 759.

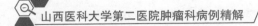

2. 美国国家综合癌症网络．NCCN 临床实践指南：侵袭性乳腺癌（2018．V4）．
  美国，奥兰多：第 23 届美国国家综合癌症网络年会，2018．

3. 李晔雄．肿瘤放射治疗学（第 5 版）．北京：中国协和医科大学出版
  社，2018．

4. 江泽飞．乳腺癌"围手术期"治疗若干热点问题的讨论—《中国版 NCCN 乳
  腺癌临床实践指南》解读．中华医学杂志，2008，88（8）：508 – 510．

5. 江泽飞，姚开泰，宋三泰．乳腺癌治疗的新循证医学证据和临床实践．中华医
  学杂志，2005，85（43）：3025 – 3027．

（肖峰　整理）

笔记

017 乳腺癌保乳术后辅助放疗 1 例

病例介绍

患者，女，27 岁。2016 年 8 月发现左乳外上象限有一肿块，最大径约 1.5cm，不伴局部压痛、皮肤改变，未重视，之后肿块逐渐增大。2017 年 7 月 21 日因所怀胎儿畸形，于当地三甲医院行引产术。2017 年 12 月 10 日在我院行乳腺＋腋窝＋锁骨上淋巴结超声示左乳 3 点钟距乳头约 5.1cm 处可探及一低回声结节，形态欠规则，边界欠清，大小约 1.1cm×1.0cm，考虑左乳低回声结节（BI-RADS 4B 类）；左侧腋窝部分淋巴结稍肿大；双侧锁骨上未见异常肿大淋巴结。2017 年 12 月 13 日于我院乳腺外科行左乳肿块＋左腋窝淋巴结穿刺活检，15 日左乳肿块活检免疫组化结果：ER（60%，2＋），PR（70%，3＋），C-erbB-2（＋），Ki67（20%，＋）；左腋下淋巴结免疫组化结果：AE1/AE3（＋）。结果证实为左乳浸润性导管癌，左腋窝淋巴结转移癌（图 75，图 76）。完善胸部 CT、腹部＋盆腔超声、头颅 MRI、全身骨扫描未见明显异常。

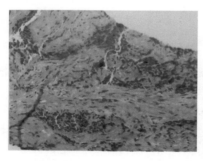

图 75　左乳肿块穿刺活检术后病理示左乳浸润性导管癌（HE×400）

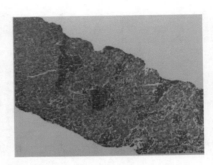

图76　左腋下淋巴结送检穿刺淋巴结组织，其间可见异
　　　型细胞浸润，考虑癌转移（HE×100）

临床分期为 $cT_1N_1M_0$ ⅡA 期，先行 EC 方案（表柔比星＋环磷酰胺）新辅助化疗 2 周期。2018 年 1 月 21 日复查乳腺＋腋窝超声示：肿块缩小至大小约 0.6cm×1.0cm；左侧腋窝部分淋巴结结构异常。2018 年 1 月 26 日在全麻下行左乳肿块切除术＋左乳癌保乳＋左腋下淋巴结清扫术，31 日免疫组化结果：ER（80%，3＋），PR（20%，＋），HER-2（＋），Ki67（约 20%，＋），术后病理确诊为左乳浸润性导管癌，左腋窝淋巴结转移癌（图 77，图 78）。

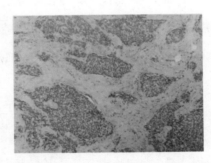

图77　左乳肿块切除术＋左乳癌保乳术后病理示（左乳
　　　3～4 点）结合免疫组化结果，符合浸润性导管癌
　　　（肿块大小 1cm×0.5cm×0.4cm，中分化，组织
　　　学分级：3＋3＋1），可见脉管内癌栓；部分可见
　　　导管原位癌；基底未见癌（距切缘＜1mm）；其
　　　他各切缘未见癌（HE×100）

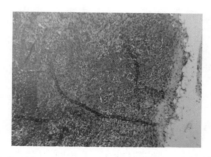

图78 左乳癌保乳 + 左腋下淋巴结清扫术后病理示左腋下淋巴结可见癌转移（2/17）（HE×100）

2018年2月2日开始，给予辅助化疗，EC（表柔比星 + 环磷酰胺）3周方案化疗2周期，多西他赛单药3周方案化疗4周期。2018年5月14日复查乳腺彩超示左乳结节术后改变；左侧腋窝、双侧锁骨上窝未见明显异常肿大淋巴结。诊断：左乳浸润性导管癌保乳术后（$ypT_1N_1M_0$ⅡA期），分子分型：Luminal B型（HER-2阴性）。2018年5月31日于我科开始行左侧乳房 + 左侧锁骨上下淋巴结区域调强放射治疗，Dt 50Gy/2Gy/25f，瘤床加量Dt 10Gy/2Gy/5f。放射治疗结束后，给予口服依西美坦片 + 戈舍瑞林内分泌治疗。

病例分析

根据中国抗癌协会乳腺癌诊治指南与规范（2017版），乳腺癌新辅助化疗的适宜人群：临床分期为ⅢA（不含T_3、N_1、M_0）、ⅢB、ⅢC期；临床分期为ⅡA、ⅡB、ⅢA（仅T_3、N_1、M_0）期，对希望缩小肿块、降期保乳的患者，也可考虑新辅助化疗。该患者属于第2种类型，临床分期为ⅡA，希望缩小肿块、降期达到保乳的患者。该患者行EC方案新辅助化疗2周期，达到了保乳的目标，之后行左乳肿块切除术 + 左乳癌保乳 + 左腋下淋巴结清扫术。

术后辅助化疗使用的是EC-T方案（EC×4周期，序贯T单药

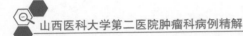

4 周期），因术前已做新辅助化疗 2 周期，所以术后辅助化疗为 EC ×2 周期，序贯 T 单药 4 周期即可。

保乳术后放疗的适应证：保乳术后全乳放疗可以将早期乳腺癌保乳手术后的 10 年局部复发率降低到约原来的 1/3，所以原则上所有保乳手术后的患者都具有术后放疗的适应征。年龄 >70 岁、病理 Ⅰ期、激素受体阳性、切缘阴性的患者鉴于绝对复发率低，全乳放疗后乳房水肿、疼痛等不良反应消退缓慢，可以考虑单纯内分泌治疗而不行放疗。除此之外的所有保乳术患者均需术后放疗。该患者不符合免除放疗的适应证，所以术后必须给予辅助放疗。

保乳术后放射治疗的靶区包括全乳 + 瘤床、同侧锁骨上下淋巴结区域、内乳淋巴结区域、腋窝淋巴结区域。每个患者要根据术后具体分期及术后病理结果来决定具体的放疗靶区。

1. 全乳 + 瘤床：2018 版 NCCN 指南推荐，保乳术后患者要常规行全乳腺照射，剂量为 45 ~ 50Gy，5 周，1 次/天，1.8 ~ 2.0Gy/次。待全乳照射后，应常规行瘤床补量照射，如手术切缘阴性，瘤床补量剂量为 10 ~ 16Gy。EORTC 22801-11802 随机临床研究结果显示乳腺浸润癌瘤床补量能进一步降低局部复发率，瘤床补量组和未补量组患者的 10 年局部复发率为 6.2% 和 10.2%，所有年龄组患者均能从瘤床补量中获益，使局部复发率降低一半。年轻患者瘤床补量绝对获益最大，年龄 <40 岁患者的瘤床补量组和未补量组的 10 年局部复发率为 13.5% 和 23.9%。该患者只有 27 岁，需行全乳 + 瘤床补量放射治疗。

2. 同侧锁骨上下淋巴结区域：2018 版 NCCN 指南指出，腋窝清扫后病理示腋窝淋巴结转移数≥4 个的患者，锁骨上淋巴结复发率达 3% ~ 12%，需要照射锁骨上下淋巴引流区。而腋窝淋巴结转移数 1 ~ 3 个的患者，在接受有效的全身治疗的前提下，锁骨上淋巴结复发率在 2% ~ 3% , 是否需要常规放疗存在一定争议。2015 年发表的 2 项随机研究 MA.20 和 EORTC 22922 随访 10 年结果显示锁骨上 + 内乳预防放疗未提高总生存率, 但可以显著提高无瘤生存率, 降低远转率。这 2 个研究入组患者大部分为接受保乳术以及腋窝淋巴结转移数 1 ~ 3 个, 是否可以根据研究结果对这样的患者全部给予锁骨上 + 内乳淋巴结预防照射, 还需要根据患者的实际病情予以综合考虑。目前对于保乳术后腋窝淋巴结转移数 1 ~ 3 个的患者, 发展趋势是筛选复发高危患者进行预防放疗。中国医学科学院肿瘤医院的研究结果发现: 年龄 < 50 岁、ER (−)、HER-2 (+)、脉管癌栓和腋窝淋巴结 2 ~ 3 个阳性等, 是锁骨上淋巴结复发的高危因素, 复发率可达 8% ~ 15% , 选择这些患者进行锁骨上预防照射可能有更明显的获益。而该患者符合: 年龄 < 50 岁、脉管癌栓、腋窝淋巴结 2 个阳性, 这 3 项均为高危因素, 所以该患者需行同侧锁骨上下淋巴结区域放疗。

3. 内乳淋巴结区域: 2018 版 NCCN 指南提出, MA.20 和 EORTC 22922 两个研究结果显示锁骨上 + 内乳预防放疗显著降低远转、改善无瘤生存, 但均未改善总生存率, 且入组患者同时接受了锁骨上区域和内乳区的预防照射, 无法区分获益来源于具体哪个区域的照射。同时, 内乳区域放疗不仅照射技术复杂, 而且显著增加肺和心血管的受照剂量, 从而增加放疗引起的缺血性心脏病的死亡风险, 可能会抵消放疗的生存获益。丹麦的 DBCG-IMN 研究, 对 1492 例右乳癌患者进行内乳照射, 而左乳癌患者不做内乳照射, 随访 8.9 年, 内乳照射显著提高了 8 年总生存率 (75.9% 和 72.2% , $P = 0.005$), 并且降低了乳腺癌病死率和远地转移率, 结论: 右侧乳腺癌伴腋窝淋巴结阳性且肿瘤位于内象限患者或右侧乳腺癌伴腋窝淋巴结转移数 ≥ 4 个的患者, 内乳照射的总生存率获益更大, 内乳放疗使得 8 年总生存率从 64.8% 提高到 72.2%。而该患者为左侧乳腺癌,原发灶位于外上象限,且腋窝淋巴结转移数只有 2 个,所以暂时不考虑给予内乳区域的预防性照射。

4. 腋窝区域:2018 版 NCCN 指南明确指出,腋窝清扫彻底的患者无需行腋窝区域的预防放疗。该患者进行了标准的腋窝清扫术,所以无需行腋窝区域的预防性放疗。早期乳腺癌术后辅助内分泌治疗原则:根据 SOFT 和 TEXT 两项研究最新 9 年随访结果,对于年龄 <35 岁或腋窝淋巴结转移数≥4 个的患者,辅助内分泌治疗首选卵巢功能抑制联合芳香化酶抑制剂。该患者年龄 <35 岁,所以术后辅助内分泌治疗选择了戈舍瑞林(卵巢功能抑制)+ 口服依西美坦片(芳香化酶抑制剂)内分泌治疗,满 5 年。

病例点评

对于新辅助化疗的具体周期数以及术后是否继续行辅助化疗,目前是有争议的,但综合该患者的具体情况,既往的治疗还是合理的。

对于腋窝淋巴结阳性患者,目前 NCCN 指南强烈推荐内乳区放疗,该患者未行内乳区的放疗,与目前国内放疗界对该区域的放疗缺乏统一认识以及放疗设备参差不齐有关,需进一步普及理念,配置高端的放疗设备。

参考文献

1. 中国抗癌协会乳腺癌专业委员会. 中国抗癌协会乳腺癌诊治指南与规范(2017 版). 中国癌症杂志, 2017, 27(9): 695 – 759.

2. 李晔雄. 肿瘤放射治疗学(第 5 版). 北京: 中国协和医科大学出版社, 2018.

3. 王殊．乳腺癌经典文献解读．北京：北京大学医学出版社，2017.

4. 美国国家综合癌症网络．NCCN 临床实践指南：侵袭性乳腺癌（2018. V4）．美国，奥兰多：第 23 届美国国家综合癌症网络年会，2018.

5. Clarke M，Collins R，Darby S，et al．Effects of radiotherapy and of differences in the extent of surgery for early breast cancer on local recurrence and 15-year survival：an overview of the randomised trials．Lancet，2005，366（9503）：2087 – 2106.

6. Darby S，Mcgale P，Correa C，et al．Effects of radiotherapy after breast-conserving surgery on 10-year recurrence and 15-year breast cancer death：meta-analysis of individual patient data for 10，801 women in 17 randomised trials．Lancet，2011，378（9804）：1707 – 1716.

7. 王淑莲，李晔雄，宋清坤，等．1999 – 2008 年中国乳腺癌根治术后放疗部位变化的临床流行病学研究．中华放射肿瘤学杂志，2013，22（5）：347 – 351.

8. Thorsen LB，Offersen BV，Danø H，et al．DBCG-IMN：a population-based cohort study on the effect of internal mammary node irradiation in early node-positive breast cancer．J Clin Oncol，2016，34（4）：314 – 320.

9. Hennequin C，Bossard N，Servagi-Vernat S，et al．Ten-year survival results of a randomized trial of irradiation of internal mammary nodes after mastectomy．Int J Radiat Oncol Biol Phys，2013，86（5）：860 – 866.

10. Poortmans PM，Collette S，Kirkove C，et al．Internal mammary and medial supraclavicular irradiation in breast cancer．N Engl J Med，2015，373（4）：317 – 327.

11. Whelan TJ，Olivotto IA，Parulekar WR，et al．Regional nodal irradiation in early-stage breast cancer．N Engl J Med，2015，373（4）：307 – 316.

（肖峰　整理）

第五章
消化道肿瘤

018 直肠癌非手术治疗 1 例

病例介绍

患者，女，77 岁。主因大便次数增多、大便变细 2 年于 2016 年 1 月入院。肠镜示距肛门 4 ~ 6cm 直肠右侧壁可见广基扁平黏膜隆起（图 79），活检示腺癌。盆腔 MRI 示直肠癌，T_3N_0（图 80）。完善全身检查未发现远处转移。诊断：直肠癌 $T_3N_0M_0$ Ⅱ 期（2012 年 AJCC 第 7 版癌症分期）。

因患者高龄及无法保肛，患者及家属拒绝手术，入我科治疗。给予 XELOX 方案化疗 4 周期，序贯放疗（盆腔 50Gy/2Gy/25f，直肠病灶局部加量至 60Gy），之后 XELOX 方案巩固化疗 2 周期。治疗结束后复查，盆腔 MRI 示直肠癌放化疗后改变（图 81）。肠镜示

笔记

直肠可见一白色瘢痕，未见明确肿块（图82）。取活检2块，病理：（直肠）送检黏膜慢性炎伴浅表糜烂，间质疏松水肿。评估疗效临床完全缓解（cCR）。之后患者未进一步手术切除，采取"观察-等待"策略。一直规律复诊，末次复诊时间2018年10月，未发现疾病复发进展征象。

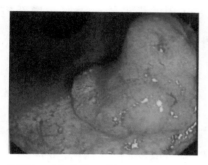

图79   治疗前肠镜示距肛门4～6cm直肠右侧壁可见广基扁平黏膜隆起

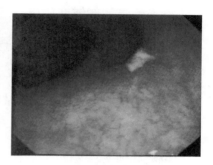

图82   治疗后肠镜示直肠可见一白色瘢痕，未见明确肿块

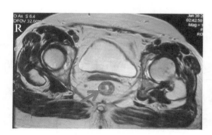

图80   治疗前盆腔MRI示直肠癌，T_3N_0

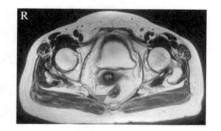

图81   盆腔MRI示直肠癌放化疗后改变

病例分析

    本病例为进展期直肠癌，新辅助治疗后获得cCR，没有进行手术切除，而是采取了"观察-等待"策略。

    对于大部分Ⅱ/Ⅲ期直肠癌（$T_{3\sim4}$/N＋，M_0）患者，包括手

笔记

术、放化疗的多学科综合治疗意义重大。与术后放化疗相比，术前放化疗具有提高疾病局部控制率和患者无病生存率、增加肿瘤切除率、降低手术难度、获得病理降期或 pCR、增加保肛率、减轻治疗副反应等优势。术前新辅助治疗目前已被推荐为该类直肠癌患者的标准治疗方案，对于不可切除的局部晚期直肠癌，同步放化疗更是一线标准治疗。新辅助放化疗后获得 pCR 的患者预后很好，局部控制率和总生存率很高，5 年生存率可达95% 以上。鉴于直肠癌手术除了并发症风险外，还可能给患者的生活质量带来很大负面影响（吻合口瘘、大便失禁、不能保肛、术后死亡等）。近年提出：经严格评估获得 pCR 的患者，甚至可以不进行手术，采取"观察－等待"策略，避免手术对生活质量的影响，也规避术后并发症风险。

巴西的 Habr-Gama 研究团队在 1998 年首次报道了观察－等待治疗策略。在一项纳入 118 例低位直肠癌患者的研究中，研究者给予患者共 50.4Gy 放疗，同步 5-Fu 增敏。结果显示 30.5% 的患者达到 cCR。对于 30 例没有接受后续手术的患者，有 5 例随访出现局部复发需要补救手术，其余未手术患者的生存和复发率与手术组相近。2006 年该团队报道了 361 例采用类似策略选择患者的研究结果，非手术治疗组患者的 5 年 DFS 和 OS 分别为 85% 和 92.7%。来自荷兰的 Maas 研究团队曾于 2011 年在 JCO 发表了一项前瞻性非随机对照试验，入组患者共 192 例，给予 50.4Gy 放疗同步吉西他滨化疗，新辅助治疗 6～8 周后经 MRI 和内镜评估，cCR 为 11%。有 21 例患者进入观察－等待组，随访 25 个月后，只有 1 例患者出现局部复发。与 pCR 后接受根治术的患者相比，进入观察－等待组的患者在 2 年 OS 和 DFS 方面与前者并无明显差异。2012 年美国 MSKCC 也报道了选择非手术治疗的长期结果，该队列是 Harba-Gama 之外最大的单中心研究，4 年局部再发率为 26%，所有再发患者都获得补救性手术，4 年疾病特异生存率和 4 年总生存率均为 91%。2015 年 Smith 团队也报道了一个小样本对比研究，对达到 cCR 的直肠癌患者 18 例进行动态监测，30 例采取根治手术。平均随访 68.4 个月，观察 - 等待组患者的局部复发和远处转移各仅有 1 例，DFS 和 OS 分别为 64.5 个月和 68.4 个月，2 组的 DFS 和 OS 无明显差异。

过去，局部切除或单纯的观察策略仅适用于身体不能耐受根治手术的直肠癌患者。而现在，年轻患者比例逐渐增加，他们对未来没有肛门而依赖造瘘口的生活充满恐惧。尽管现在支持"观察 - 等待"治疗策略的临床数据有限且不成熟，但部分患者确实可以通过非手术治疗实现和手术治疗一样的长期生存结果。

病例点评

1. 本病例系高龄患者，经新辅助治疗达到 cCR，采取非手术治疗方式。随访近 2 年，尚未发现疾病复发进展，所以对于高龄的不愿接受手术的低位直肠癌患者，放化疗可以作为治疗选择。

2. 直肠癌新辅助治疗后的"观察 - 等待"策略是近年研究的热点，但只有获得 pCR 的患者才是该治疗策略的适应人群。现阶段，没有任何术前检查可以准确的判断 pCR，我们只能通过 cCR 推断 pCR 的发生。近年来，随着医学影像学的发展，高分辨率 MRI、直肠腔内超声、PET/CT 等被用来评判新辅助治疗后的效果，提高了 cCR 与 pCR 的诊断吻合率。寻找更加准确的 cCR 评估方法及评估技术来辅助判断 pCR 是未来研究的重点。

3. 有效的随访是及时发现非手术治疗失败的患者并给予补救性治疗的前提。MSKCC 及 Habr-Gama 的研究显示，非手术治疗患者的复发模式有一定的规律，大多数发生在接受放疗 2 年之内，尤其是 18 个月之内，临床上可以根据这个规律制定相应的随访策略。

4. 直肠癌放化疗后的选择性非手术治疗是一种全新的治疗模式。这种治疗模式仍然有许多不确定性，不同中心的研究结果差异较大。还有肿瘤局部复发后能否接受补救性手术、补救性手术之后的疗效能否达到直接接受根治性手术的疗效、观察等待期间出现远处转移的几率、观察等待阶段应该给予的治疗等许多问题还需要我们进一步探讨。

参考文献

1. Habr-Gama A1, de Souza PM, Ribeiro U Jr, et al. Low rectal cancer: impact of radiation and chemotherapy on surgical treatment. Dis Colon Rectum, 1998, 41 (9): 1087 – 1096.

2. Habr GA, Perez RO, Proscurshim I, et al. Patterns of failure and survivalfor nonoperative treatment of stage c0 distal rectal cancer followingneoadjuvant chemoradiation therapy. J Gastrointest Surg, 2006, 10 (10): 1319 – 1328.

3. Maas M, Beets-Tan RG, Lambregts DM, et al. Wait-and-see policyfor clinical complete responders after chemoradiation for rectal cancer. J Clin Oncol, 2011, 29 (35): 4633 – 4640.

4. Dalton R, Velineni R, Osborne M, et al. A single-centre experience ofchemoradiotherapy for rectal cancer: is there potential for nonoperativemanagement? Colorectal Dis, 2012, 14 (5): 567 – 571.

5. Kim HJ, Song JH. , Ahn HS, et al. Wait and see approach for rectal cancer with aclinically complete response after neoadjuvant concurrent chemoradiotherapy. IntJ Colorectal Dis, 2017, 32 (5): 723 – 727.

（赵欣　整理）

019 直肠癌新辅助治疗 1 例

病例介绍

　　患者，男，62 岁。主因排便费力、大便变细、间断血便 1 年，于 2015 年 9 月就诊。肠镜示距肛门 6cm 直肠可见环状不规则隆起型肿块，环 4/5 管壁（图 83）。病理活检：中分化腺癌。盆腔 MRI 示直肠癌，考虑分期 T_3N_0（图 84）。胸腹 CT、头颅 MRI、全身骨扫描未发现远处转移征象。诊断：直肠癌 $T_3N_0M_0$ Ⅱ 期（2012 年 AJCC 癌症分期第 7 版）。

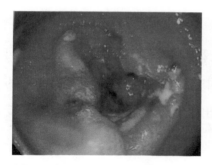

图 83　治疗前肠镜示直肠可见环状不规则隆起型肿块

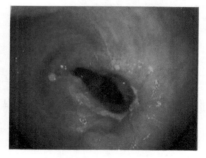

图 85　同步放化疗后肠镜示肿块较治疗前缩小

　　外科初始评估考虑肿块离肛门较近，直接手术保肛困难。遂入我科行新辅助治疗。给予同步放化疗：盆腔局部放疗 50Gy/2Gy/25f，同期 XELOX 方案化疗 2 周期。复查肠镜，肿块较治疗前缩小（图 85）。之后 XELOX 方案序贯化疗 4 周期。于 2016 年 4 月 15 日行根治性手术切除，术后病理提示 pCR（送检直肠癌新辅助放化疗后肠管切除标本：肠壁局部溃疡形成，黏膜个别腺体呈高级别上皮内瘤变，腺体周围可见淋巴细胞反应，未见明显坏死及癌残存，肠管两侧切缘未见癌，肠周淋巴结未见癌转移，肠系膜下淋巴结未见

笔记

癌）。盆腔 MRI 示直肠肿块较治疗前缩小（图86）。术后未再行辅助治疗。术后规律复诊，末次复诊时间 2018 年 10 月，未发现疾病复发进展征象。

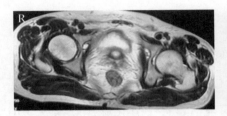 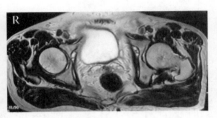

图84　治疗前盆腔 MRI 示直肠癌，考虑分期 T_3N_0　　图86　新辅助治疗后盆腔 MRI 示直肠肿块较治疗前缩小

病例分析

本患者为中低位直肠癌，经全程新辅助治疗后，肿瘤缩小明显，获得病理完全缓解（pCR），同时手术成功地保留了肛门括约肌的功能。治疗过程顺利，患者未出现放化疗相关Ⅲ～Ⅴ级不良反应，无严重手术并发症。

直肠与盆腔结构及脏器的间隙小，且无浆膜包裹，在手术切除时，因技术难度及肿瘤外侵，使直肠癌手术与结肠癌手术相比，常难以获得较宽的手术切缘，因而直肠癌局部复发危险较高。因此，对于大部分Ⅱ/Ⅲ期直肠癌，包括手术、放疗、化疗的多学科综合治疗意义重大。

与术后放化疗相比，术前放疗有其临床和生物学上的优点。主要包括：放疗后肿瘤降期退缩，可提高切除率；对低位直肠肿瘤，肿瘤的退缩可能增加保留肛门括约肌的机会；降低术中播散的概率；肿瘤乏氧细胞少，对术前放疗较术后放疗敏感；小肠的蠕动度较术后大，未坠入盆腔，治疗的毒性反应较低。2004 年在新英格兰杂志报道的德国 CA0/ARO/AIO-94 研究，奠定了术前新辅助放化疗在局部进展期直肠癌中的地位。术前新辅助治疗目前已被推荐为局部进展期中低位直肠癌患者的标准治疗方案。

新辅助放疗的方式主要有 2 种：一种为短程快速大分割放疗，多采用每次 5.0Gy，共 25.0Gy（5 次），通常放疗结束后 1 周内手术；另一种为常规分割，45.0 ~ 50.4Gy，每次 1.8 ~ 2.0Gy，共 25 ~ 28 次，通常手术在放疗结束后 6 ~ 8 周进行。总体来看，短程放疗和长程放疗在局部控制及长期生存方面并未显示出明显的差异，但长程放疗由于与化疗联合，并且放疗与手术的间隔时间较长，肿瘤可获得足够的退缩时间，近期疗效相对更好。对中低位直肠，初始不可切除，推荐常规分割放化疗，可使肿瘤降期更多，提高 R0 切除率，减少局部复发，提高保肛率。另外，考虑到长程放化疗肿瘤退缩程度更高，可获得更高的 pCR 率，因此，如果在获得 pCR 的治疗目标下可更多的考虑长程放化疗治疗。对于放化疗耐受性较差的患者或肿瘤局部外侵较不明显时，短程放疗费用低、时间短、耐受性更好，能够提高治疗的依从性。所以，应该根据每个医疗单位、患者依从性及病情具体情况，综合分析后做出治疗选择。

近年出现的"全程新辅助治疗"，即 TNT（total neoadjuvant therapy）模式，也就是将同步放化疗和所有化疗均放在手术前，术后不再给予辅助治疗。这一策略理论上能够获得最大的局部疗效，降低远处转移风险，患者耐受性也比术后辅助治疗高。西班牙 GCR-3、美国 MSKCC 及波兰 Polish Ⅱ 等多个 Ⅱ 期研究均证实了该治疗策略的可行性。根据 TNT 策略：当患者没有巨大肿块、没有 N_2 及以上淋巴结转移、没有出现严重肿瘤相关症状时，可采用"同步放化疗 - 间隔期化疗 - 全肠系膜切除术（TME）"；当患者有明显梗阻、直肠出血或广泛盆腔淋巴结转移时，可选择"诱导化疗 - 同步

笔记

放化疗－全肠系膜切除术（TME）"。这类患者在诱导化疗后，症状能获得迅速的缓解，能更好耐受同步放化疗。接受 TNT 治疗的患者可不再接受术后辅助化疗。

病例点评

1. 当前，对于局部进展期直肠癌（$T_{3-4}/N_+,M_0$），新辅助化放疗是标准治疗模式。

2. 本患者经全程新辅助治疗，肿瘤退缩明显（pCR），手术成功保留了肛门括约肌的功能，极大改善了患者生活质量。

3. 术前新辅助治疗模式多样（长程放疗、短程放疗、全程新辅助治疗等），具体实施时需要多学科讨论决定。

参考文献

1. 李晔雄. 肿瘤放射治疗学（第 5 版）. 北京：中国协和医科大学出版社，2018.

2. Sauer R, Becker H, Hohenberger W, et al. Preoperative versus postoperative chemoradiotherapy for rectal cancer. N Engl J Med, 2004, 351 (17)：1731－1740.

3. Puli SR, Bechtold ML, Reddy JB, et al. How good is endoscopic ultrasound in differentiating various T stages of rectal cancer? Meta-analysis and systematic review. Ann Surg Oncol, 2009, 16 (2)：254－265.

4. Garcia-Aguilar J, Chow OS, Smith DD, et al. Effect of adding mFOLFOX6 after neoadjuvant chemoradiation in locally advanced rectal cancer：a multicentre, phase 2 trial. Lancet Oncol, 2015, 16 (8)：957－966.

5. Bujko K, Wyrwicz L, Rutkowski A, et al. Long-course oxaliplatin-based preperative chemoradiation versus 5 × 5Gy and consolidation chemotherapy for cT4 or fixed cT3 rectal cancer：results of a randomized phase III study. Ann Oncol, 2016, 27 (5)：834－842.

笔记

（赵欣　整理）

020 家族性腺瘤性息肉病癌变术后 1 例

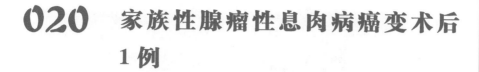

病例介绍

患者，女，32 岁，既往体健。母亲因结肠癌于 42 岁去世，姐姐肠镜发现 3 个息肉，无其余兄弟姐妹，女儿 5 岁。2017 年开始出现间断少量鲜血便。2018 年 9 月 10 日起便血症状加重；鲜红色、量中等，未进一步治疗。9 月 25 日出现发热，最高达 39℃，自行口服扑热息痛、罗红霉素，体温降至正常，停药后体温再次升高。就诊于当地医院，化验血常规示白细胞略升高，血红蛋白 33g/L，给予输注浓缩红细胞、血浆纠正贫血。10 月 10 日行肠镜检查示结肠多发性息肉。病理结果：升结肠，低级别绒毛管状腺瘤（Ⅱ级）；乙状结肠，低级别管状腺瘤（Ⅱ级）；直肠，低级别绒毛管状腺瘤（Ⅱ级）。为求进一步诊治于 10 月 12 日入我科，复查肠镜示肠腔狭窄，肠镜不能通过，肛管至结肠肝曲密布大小不等息肉，其中结肠脾曲较大，占据管腔全周，表面呈不规则结节状隆起，于直肠及结肠肝曲取活检数块，质脆（图 87）。肠镜诊断：多发性结肠息肉，恶变。病理诊断：（结肠肝曲）考虑中分化腺癌；（直肠）考虑中分化腺癌（图 88）。胃镜检查示慢性浅表性胃炎伴糜烂。病理诊断：（胃窦）送检黏膜慢性炎。完善胸腹盆 CT 未见腹膜后淋巴结肿大及远处转移灶。基因检测提示 *MLH3* 突变。诊断：结直肠中分化腺癌，家族性腺瘤性息肉病癌变，贫血，脾大。

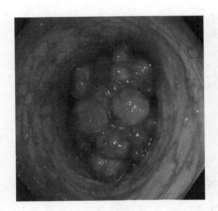

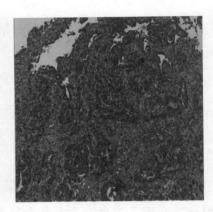

图87　结肠肝曲满布息肉　　　　　图88　中分化腺癌（HE×100）

　　转我院普外科，于10月27日全麻下行腹腔镜根治性全结肠、直肠切除、末端回肠永久性造瘘术（图89）。术后病理（全结肠、直肠及其系膜）：①结肠局灶中分化腺癌（隆起型，大小分别为4.0cm×3.0cm×3.0cm，6.0cm×3.5cm×3.0cm），部分为黏液腺癌，局灶侵及深肌层，未见明确脉管内癌栓及神经侵犯；②直肠中分化腺癌（隆起型，大小10.0cm×6.5cm×1.5cm），局灶侵及深肌层，病变紧邻齿状线，未见明确脉管癌栓及神经侵犯；③多发性管状腺瘤（百余枚，直径0.2~2.5cm），部分为管状腺瘤Ⅱ/R/Ⅲ级，部分为绒毛状管状腺瘤Ⅱ级；④回肠及肛管切缘、结肠环周切缘均未见病变；⑤慢性阑尾炎；⑥结肠周围淋巴结未见癌转移（0/82）；⑦直肠周围淋巴结未见癌转移（0/6）；⑧大网膜组织未见癌，其内可见淋巴结一枚，未见癌转移（0/1）。免疫组化结果：Braf-（V600E）T（-），Ki67（约80%，+）。错配修复蛋白：MLH1（90%，3+），PMS2（30%，+/R/2+），MSH2（90%，2+/R/3+），MSH6（95%，3+），提示微卫星稳定（图90）。术后分期 $T_3N_0M_0$ ⅡA期，给予"奥沙利铂（130mg/m^2，d1）+替吉奥（40mg，2次/日，d1~d14）"化疗，目前治疗过程中，患者耐受可。

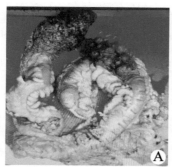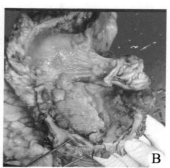

A：肠道外部　　　　B：肠道内部

图89　结直肠术后大体标本

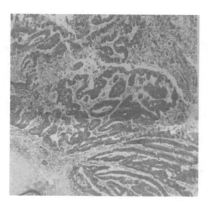

图90　术后病理：中分化腺癌（免疫组化×400）

病例分析

　　流行病学调查发现约1/3的大肠癌具有遗传背景。腺瘤性结肠息肉病（sdenomatous polyposis coli，APC）综合征包括家族性结肠多发性腺瘤病FAP和Gardner综合征（结肠息肉、软组织肿瘤和骨瘤三联征）。遗传性非息肉病性大肠癌（Lynch综合征），约占全部大肠癌的10%。FAP是仅次于遗传性非息肉性结直肠癌的遗传性结直肠癌综合征，是常染色体显性疾病。临床表现为成百上千腺瘤性息肉分布于整个结肠和直肠，发生率1/10000。FAP占所有遗传性结直肠癌的 1%，男女发生率相同。FAP 不治疗在 40 岁左右 100% 发生癌变。略增加结肠癌外癌症风险，包括十二指肠癌、甲状腺癌、肝母细胞瘤、骨瘤、胃癌、胰腺癌和硬纤维瘤。轻型 FAP（AFAP）病情较轻，息肉数通常 10 ~ 100 个，往往成年以后发病，主要表现为近端结肠或全结肠息肉，亦增加结直肠癌风险。FAP 和 AFAP 均由 *APC* 基因胚系突变所致，*APC* 是肿瘤抑制基因，与 *WNT* 信号途径相关，AFAP 通常是 *APC* 基因的 52 和 32 区域发生突变，FAP 则在其他部位突变。如结肠镜发现几百个息肉应怀疑 FAP，患者通常有典型家族史，但 25% ~ 30% 的 FAP 和 AFAP 由于新发生的 *APC* 突变则无家族史，所以家族史并不总具有提示意义。如有 10 个以上腺瘤且有 CRC 病史，或多次检查累计超过 20 个腺瘤性息肉且单次结肠镜超过 10 个腺瘤性息肉时建议行遗传学检查。10% ~ 30% 的 FAP 或 AFAP 缺少 *APC* 突变，可能是 *APC* 为深内含子突变及 *APC* 错义突变及胚系拷贝数变体、低外显性变体和附加基因突变所致。目前另有几个基因突变也增加息肉病发生风险，包括 *POLE*、*POLD1* 和 *GREM1*，另有多种 *APC* 突变仅在一段结肠产生息肉病。本例患者基因检测未发现典型的 *APC* 突变，提示 *MLH3* 突变。*MLH3* 基因位于 14 号染色体，是 *MMR*（DNA 错配修复）基因 *MLH* 家族中的一员，在 DNA 复制和细胞减数分裂后基因重组的过程中参与维持基因组的完整性。*MLH3* 基因编码的蛋白与 *MLH* 家族中的其他成员相互作用，共同完成正常的生物学功能。*MLH3* 突变可能导致基因组中一些特定序列发生改变（称之为微卫星不稳定性），这种现象常出现在肿瘤细胞中。

经结肠镜诊断为癌症的 FAP 或 AFAP 是结肠切除最主要的适应证，其他考虑结肠切除的情况包括：>1cm 腺瘤、进展期息肉组织学或息肉负荷增加（>20 个）单纯结肠镜无法切除。手术方法主要根据直肠息肉负荷选择全结肠切除、回肠直肠吻合或结直肠切除回肠储袋肛管吻合术。术后Ⅱ期患者有下列情况之一者应行术后辅助化疗：①淋巴结取样不足＜12个（NCCN标准）；②T4（ⅡB期）；③淋巴管/血管侵犯（脉管瘤栓）；④病理分化程度差；⑤分子生物学检测（免疫组化等）有预后不良因素；⑥术前有穿孔或（和）肠梗阻；⑦患者要求辅助治疗。本例患者年轻女性，有结肠癌家族史，因便血、发热就诊，肠镜示结直肠多发息肉，进一步病检提示腺癌，基因检测示 *MLH3* 突变，给予根治性全结肠切除、直肠切除、末端回肠永久性造瘘术，术后病理分期 $T_3N_0M_0$ ⅡA期，因其术前即存在肠梗阻，术后病理提示中分化腺癌，微卫星稳定，故术后给予"奥沙利铂（$130mg/m^2$，d1）＋替吉奥（40mg，2次/日，d1～d14）"辅助化疗，目前耐受可。

📋 病例点评

1. 本例患者32岁结直肠癌发病，其母42岁发现患结肠癌，并因此死亡，具有明确的遗传背景。建议其家族成员15岁开始每年进行一次结肠镜检查，如发现息肉存在高级别上皮内瘤变，可建议根据息肉数量和分布范围行预防性肠道切除术。CSCO（2018. V1）指南推荐FAP的筛检：内径发现肠道息肉10～20枚者，警惕其胚系基因突变引起息肉病可能。仔细询问家族史。体格检查明确患者是否有眼底视网膜色素上皮细胞肥大（CHRPE）、颅骨骨瘤、腹腔光滑肿块或颅骨骨瘤，若有则提示遗传性息肉病可能性大。无论是否有家族史，均应建议其定期结肠镜检查，并到三甲或省级肿瘤专科医院进一步就诊。

2. 精准治疗时代的到来，基因检测越来越受到大众的关注。当

笔记

前基因检测市场处在快速增长、产业大爆发的风口，良莠不齐的现象十分严重。国内基因检测目前还没有官方资质认证和培训机构，也没有正规的监管机构。另外血液中肿瘤细胞或 ctDNA 含量少，对检测的灵敏度要求高，特别是肿瘤早期阶段，检出率较低，所有基因检测的可信度有待进一步考证。

参考文献

1. 中国临床肿瘤学会指南工作委员会. 中国临床肿瘤学会（CSCO）结直肠癌诊疗指南 2018. V1. 江苏，南京：中国临床肿瘤学会指南发布会，2018：116 - 127.

2. Grover S, Kastrinos F, Steyerberg EW, et al. Prevalence and Phenotypes of APC and MUTYH mutations in patients with multiple colorectal adenomas. JAMA，2012，308（5）：485 - 492.

3. 杨邵瑜，蔡善荣，张苏展. 家族性腺瘤性息肉病及其亚型的临床及遗传表型. 实用肿瘤杂志，2007，22（3）：270 - 273.

4. 中国抗癌协会大肠癌专业委员会遗传学组. 遗传性结直肠癌临床诊治和家系管理中国专家共识. 中华肿瘤杂志，2018，40（1）：64 - 77.

（李雅蓉　整理）

021　胃癌转化治疗1例

病例介绍

　　患者，男，62岁。既往脑梗死、银屑病病史。吸烟史40余年。家族中无与患者类似病史，无其他家族遗传倾向疾病。2018年4月18日因局部皮肤发黑粗糙并逐渐增厚（图91），就诊皮肤科门诊，考虑黑棘皮病，取活检病理示角化过度，表皮突延长，棘层肥厚，基底色素增加，真皮浅层血管少量淋巴细胞浸润；肿瘤标志物CEA >60ng/ml（正常参考范围<5ng/ml），为排除胃肠道肿瘤行胃镜检查，病理提示贲门中分化腺癌，肠镜未见异常。评估分期完善检查。①符合贲门癌征象：双颈部、双侧膈角后方、腹腔内、腹膜后及双侧髂区多发淋巴结转移，双肺多发转移结节。②纵隔内、双肺门、双腋下及双侧腹股沟区多发代谢增高淋巴结，部分淋巴门显示，考虑炎性或反应性增生（图92，图93）。诊断：贲门腺癌，双肺转移，多发淋巴结转移，陈旧性脑梗塞，肝囊肿，黑棘皮病，寻常型银屑病。为进一步治疗转入我科，体力状况评估：ECOG评分1分，KPS评分1分。

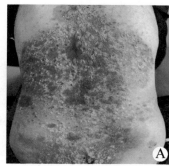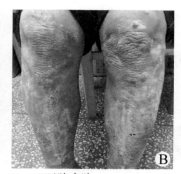

A：背部皮肤　　　　　　　　B：双下肢皮肤

图91　背部及双下肢皮肤发黑、粗糙、增厚

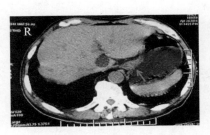

图92　腹部 CT，贲门胃壁明显增厚（2018 年 4 月 24 日）

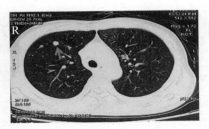

图93　胸部 CT，右肺上叶可见 1 直径约 1.5cm 类圆形结节（2018 年 4 月 13 日）

给予"紫杉醇（210mg，d1）+ 奈达铂（50mg，d1 ~ d2）"化疗 7 个周期，评估病情 PR（图 94 ~ 图 96）。2018 年 10 月 22 日评估病情 PR，为提高患者生存率，转入普外科给予腹腔镜下胃癌根治术 + 双通道吻合 + 肠粘连松解术。术后病理中分化腺癌，分期：$T_2N_1M_1$ Ⅳ期 G2。目前恢复良好，术后 1 个月根据病理及患者体力

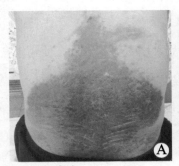

A：背部皮肤

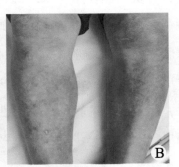

B：双下肢皮肤

图94　背部及双下肢皮肤变薄，色素沉着减轻

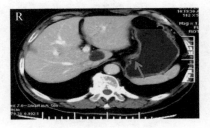

图95　腹部 CT，贲门胃壁较前明显变薄（2018 年 10 月 18 日）

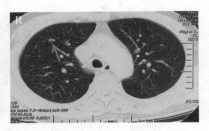

图96　胸部 CT，右肺上叶结节较前明显缩小（2018 年 4 月 13 日）

笔记

状况评分继续给予辅助化疗。

病例分析

　　临床中恶性肿瘤常伴发皮肤病变，而黑棘皮病联合的恶性肿瘤以消化系统癌肿占绝大多数，80% 为腺癌，尤以胃癌最多。发生原因：消化道为人体最大的内分泌脏器，消化道癌肿常可产生内分泌样物质，而黑棘皮病的发生与异位性的内分泌活动有关。该患者随后完善胃镜检查时发现贲门腺癌，行 PET-CT 检查提示双颈部、双侧膈角后方、腹腔内、腹膜后及双侧髂区多发淋巴结转移，双肺多发转移结节，确定临床分期为ⅣB 期。目前认为晚期转移性胃癌采取以全身药物治疗为主的综合治疗，患者 ECOG 评分 1 分，参考 2018CSCO 胃癌诊疗指南中晚期转移性胃癌一线药物治疗选择，给予"紫杉醇＋奈达铂" q3W 方案化疗，每 2 周期评估病情，7 周期后评估病情原发病灶及双肺转移结节均较发病时明显缩小，经过多学科诊疗协作（MDT）讨论，给予胃癌根治术＋双通道吻合＋肠粘连松解术。

　　转化治疗是晚期胃癌综合治疗的热点，指通过化疗或放化疗将不可切除的胃癌转变成可以做到 R0 切除的病例。R0 切除是胃癌患者能否长期生存的重要影响因素；晚期胃癌患者失去了 R0 根治性切除机会，预后很差；未接受治疗的Ⅳ期胃癌患者生存时间为 3～5 个月，而化疗可延长生存期至 9～11 个月。ESMO 指南、日本《胃癌处理规约》及 NCCN 指南均推荐对晚期胃癌行化疗为主的姑息治疗。对于单纯行化疗的晚期胃癌患者，国内研究报道，中位 PFS 为 4.1～9.0 个月，中位 OS 为 12.5～14.0 个月；国外相关研究报道，中位 PFS 为 5.9～7.8 个月，中位 OS 为 11.2～12.7 个月。有研究表明，术前转化治疗可以为患者带来生存获益，Fukuchi 等回顾性分析了 151 例晚期不可切除胃癌患者资料，其中 40 例行转化治疗后手术切除，111 例单纯化疗；转化患者的中位 OS 明显延长（53 个月 *vs.* 14 个月）。Yamamoto 等回顾性比较了 20 例转化治疗的不可切除晚期胃癌患者和 14 例单纯化疗患者的预后发现，转化治疗患者中位 OS 明显延长（747 天 *vs.* 476 天，*P* < 0.02）。可见，对于不可切除的晚期胃癌，经转化治疗后部分患者可以获得根治性切除机会，根治性切除后可以明显延长生存时间。化疗后的患者局部组织水肿明显，组织愈合差、纤维化，容易引起出血、解剖损伤及淋巴漏。一般末次化疗后须停药 > 4 周，待组织水肿消退后方可进行手术。

目前，对于转化治疗后手术时机的确定尚无统一标准。一般认为，手术最佳时机是化疗后肿瘤缓解最明显且炎性水肿消退最显著的时候。通常情况下，经过 4～6 个周期有效治疗达到 CR 或 PR 时，可能是最佳的手术介入时间；对于接受转化治疗的不可切除晚期胃癌患者，须定期评估疗效，当不可切除因素消除时建议及时手术治疗。该病例同时也提示临床医师，皮肤病变常提示某种恶性肿瘤，临床中要注意排除，以期发现早期病变，提高患者治愈率。

📋 病例点评

1. 临床上对于顽固、常规治疗效果差的皮肤病，应首先想到合并恶性肿瘤的可能。掌握内脏恶性肿瘤皮肤病变的规律特征，对于早期发现隐匿的内脏恶性肿瘤和估计疾病的预后有重要意义。内脏的恶性肿瘤常可伴发多种皮肤病变，也包括非特异的皮肤损害，其中以带状疱疹、黑棘皮病、多发性疣赘、瘙痒、过度角化、红皮病等最为常见。

2. 本例患者系晚期转移性胃癌，常规治疗原则不包括原发灶的切除。在临床治疗过程中，应注意个体化原则，该患者在治疗过程中，原发灶及转移灶均得到有效的控制，通过对原发病灶的切除，可以最大限度的延长患者生存期，实现获益最大化。

3. 针对晚期胃癌的综合治疗，应强调 MDT 的重要性，积极开展 MDT，讨论并最终制定适合患者的最佳治疗方案，确保治疗的科学性、一致性及协调性，充分按照循证医学证据，合理、科学、有计划的实施个体化治疗，让患者在诊断和治疗中均获得最大的利益。本例患者就是多学科诊疗的一个成功范例。

参考文献

1. 中国临床肿瘤学会指南工作委员会 . 中国临床肿瘤学会（CSCO）胃癌诊疗指南 2018. V1. 江苏，南京：中国临床肿瘤学会指南发布会，2018：52 – 58.

2. Wang J，Xu R，Li J，et al. Randomized multicenter phase Ⅲ study of a modified docetaxel and cisplatin plus fluorouracil regimen compared with cisplatin and fluorouracil as first line therapy for advanced or locally recurrent gastric cancer. Gastric Cancer，2016，19（1）：234 – 244.

3. 徐文俊，方木平，李惠 . 皮肌炎、多发性肌炎合并恶性肿瘤 21 例高危因素分析 . 中国皮肤性病学杂志，2008，22（3）：151 – 152.

4. Fardet L，Dupuy A，Gain M，et al. Factors associated with underlying malignancy in a retrospective cohort of 121 patients with dermatomyostis. Medicine（Baltimore），2009，88（2）：91 – 97.

（李雅蓉　整理）

022 晚期贲门癌化疗后降期根治性手术1例

病例介绍

患者，女，37岁。2014年3月因上腹部隐痛，于当地医院行胃镜检查提示贲门癌（病理提示腺癌），就诊于北京某医院，查腹部增强CT提示胃底贲门区及部分胃体小弯侧前后壁恶性病变，周围邻近结构受侵，伴周围及腹膜后淋巴结肿大。诊断：贲门癌 cT_{4b} N_2M_0 ⅢC期（AJCC第7版），腹腔淋巴结转移，贫血。由于患者体质太差，不建议手术治疗。患者外院口服中草药、外敷膏药治疗，症状进一步加重，无法正常进食，腹痛明显加重，复查CT提示病灶较前增大。同年7月23日就诊于我科，予氟尿嘧啶联合顺铂全身化疗，同时积极给予免疫调节对症治疗。患者精神、食欲明显改善，餐后饱胀不适及上腹痛明显减轻（表1）。复查肿瘤标志物提示：CA125由入院时的62.14kU/L降至46.82kU/L（图97）。复查CT对比病灶缩小（图98，图99），继续巩固治疗2周期后，CA125降至正常范围（图97），复查CT提示肿瘤进一步缩小（图100），且无明显转移灶。遂于2015年3月6日在北京某医院全麻下行全胃切除术，术中探查：无腹水，腹盆腔无种植性结节，胃底及左侧膈肌位置为治疗后瘢痕改变，局部有水肿，局部未见肿大淋巴结。术后病理：胃贲门部肝样中分化腺癌，癌组织侵及深肌层，未侵犯外膜，断端未见癌，网膜组织未见癌，胃小弯侧淋巴结未见转移癌（0/21），胃大弯侧淋巴结未见转移癌（0/6），第7、8、9组淋巴结未见转移癌（0/1），肝总动脉旁淋巴结未见转移癌（0/2）。术后

笔记

继续原方案辅助化疗 4 次。

表 1　治疗前后症状和体征的变化

	治 疗 前	2 次治疗后	4 次治疗后
精神、食欲	明显减退	明显改善	恢复正常
腹部憋胀、疼痛	频繁发作，餐后明显	明显减轻	完全缓解
头晕、乏力	明显	完全缓解	正常
贫血	中度贫血	轻度贫血	完全正常
体重（kg）	减轻 5	增加 1	增加 3
KPS	60	80	90

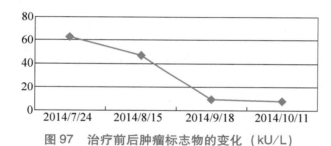

图 97　治疗前后肿瘤标志物的变化（kU/L）

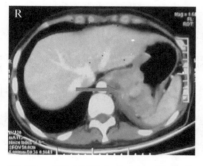

图 98　CT 示胃底贲门区及部分胃体小弯侧前后壁恶性病变，周围邻近结构受侵（2014 年 7 月 20 日）

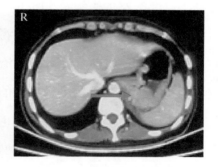

图 99　CT 示贲门及胃小弯侧胃壁增厚，可见不规则形肿块突入胃腔内，与 7 月 20 日对比病灶明显缩小（2014 年 8 月 21 日）

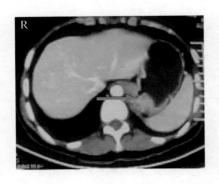

图 100　CT 示贲门及胃小弯侧胃壁增厚，可见不规则形肿块突入胃腔内，与 8 月 21 日相比病灶进一步缩小（2014 年 10 月 13 日）

病例分析

　　胃癌是我国最常见的恶性肿瘤之一，其发病率居我国恶性肿瘤第 2 位，病死率居我国恶性肿瘤死亡原因第 3 位。我国每年新发病例约 40 万例，占世界总发病例数的 42%，且发病率和病死率呈上升趋势，其在人体的发病部位也呈现上移特征（20 世纪之前我国胃癌的主要发生部位是胃窦小弯部，发生率为 43.7%，而 20 世纪后我国胃癌发生部位主要集中在胃底贲门部，发生率为 44.2%，而胃窦小弯部的发生率降至 30% 以下）。

　　在我国，进展期患者仍是胃癌患者群的主体，比例可达 80% 左右，手术切除是目前唯一可能根治胃癌的手段，但实际仅限于病变较早的Ⅰ期胃癌，虽然术后患者的 5 年生存率可达 85%～95%，但这部分患者在我国胃癌患者中仅占 10%～11.5%。而进展期胃癌患者术后的 5 年生存率一般仅为 30%～50%，最高不超过 60%。

　　20 世纪 70 年代中期至 80 年代中期，一些Ⅱ期临床试验研究发现，新辅助化疗能够使剖腹探查无法切除的胃癌获得 40%～50% 的再切除率。再切除患者的中位生存期为 24 个月，而无法切除的胃癌患者中位生存期 <6 个月。法国的 FFCD9703 研究，224 例患者被随机分为试验组（术前化疗应用 5-Fu + 顺铂，2～3 周期）和对照

组（单纯手术）。结果显示，试验组和对照组的根治性切除率分别为 84% 和 73%，5 年无病生存率分别为 34% 和 19%，总生存率分别为 38% 和 24%，差异均有统计学意义。

胃癌新辅助化疗中第 1 个获得阳性结果的是可称为本领域里程碑的 MAGIC 研究。研究对象为胃癌和胃与食管交界部癌患者。其试验组术前和术后各行 3 周期 ECF 方案化疗，对照组为单纯手术组。试验组中 86% 的患者完成了新辅助化疗，耐受良好；92% 的患者接受了手术，其中 69% 的患者获得了根治性切除，单纯手术组的切除率为 66%，2 组间手术病死率及术后并发症方面的差异无统计学意义。以测量病理标本中肿瘤大小为判定依据，试验组疗效显著优于单纯手术组，随机分到化疗组的患者总生存率显著高于单纯手术组（36% *vs.* 23%）。由于此项临床研究的结果证实了新辅助化疗的确切疗效，自 2008 年开始作为一级证据被美国国立综合癌症网络（NCCN）治疗指南所推荐。

新辅助化疗在理论上有以下几方面的优势：①与单纯手术相比提高了患者化疗的耐受性；②使肿瘤缩小、分期降低，可提高手术的根治性切除率；③可测病灶的存在为活体药敏检测提供了依据；④使术前可能存在的微转移灶获得早期治疗；⑤筛选化疗过程中病情进展的患者以避免不必要的手术。而新辅助化疗的风险则体现在：①化疗期间病情出现进展；②化疗不良反应导致手术延迟；③增加围手术期发生并发症的潜在风险。

本案例患者确诊时已处于晚期，由于体质差无法手术，综合考虑患者病情和客观身体状况等因素，给予减肿瘤负荷性化疗治疗（氟尿嘧啶与顺铂联合方案），并积极予免疫调节、静脉营养等对症支持治疗。患者一般状况逐渐改善，疼痛逐渐缓解，复查 CT 提示病灶明显缩小，且无新发转移灶，复查 CA125 降至正常范围，达到

笔记

降期的效果，重新获得了根治性手术的机会。故进一步在全麻下行全胃切除术，术后病理分期为 $pT_3N_0M_0$ ⅡA 期（AJCC 第 7 版）。

病例点评

1. 对于胃癌的外科治疗欧洲与东亚地区存在一定的差异，但对局部晚期术前化疗的认识还是统一的。新辅助化疗在降低临床病理分期、提高 R0 切除率、消灭亚临床病灶、验证化疗方案有效性等方面具有独特的作用。建议对于ⅡB、Ⅲ期贲门癌病例施行新辅助化疗。

2. 赫赛汀联合化疗在 HER-2 阳性晚期胃癌患者中的疗效优于单纯化疗，本例患者术前应明确病理有无 HER-2 表达。

3. 2017 年 ASCO 公布的德国 AIO-FLOT4 研究显示：术前多西他赛、奥沙利铂和 5-FU 三药方案较 MAGIC 研究的 ECF 方案明显改善生存，建议今后新辅助化疗可选择该方案。

4. 该病例通过全身化疗达到降期的目的，重新获得根治性手术机会。这种通过 MDT 制定连续的个体化治疗方案值得推广。

参考文献

1. Aoyama T, Nishikawa K, Fujitani K, et al. Early results of a randomized two-by-two factorial phase II trial comparing neoadjuvant chemotherapy with two and four courses of cisplatin/S-1 and docetaxel/cisplatin/S-1 as neoadjuvant chemotherapyfor locally advanced gastric cancer. Ann Oncol, 2017, 28 (8): 1876 – 1881.

2. Cunningham D, Allum W H, Stenning S P, et al. Perioperative chemo-therapy versus surgery alone for resectable gastroesophageal cancer. N Engl J Med, 2006, 355 (1): 11 – 20.

（任宏伟　整理）

023　进展期胃癌新辅助治疗 1 例

病例介绍

患者，男，55 岁。主因进食后腹胀 1 月余，于 2018 年 8 月就诊。胸腹盆 CT 示肝右叶占位，胃底、胃大弯处胃壁弥漫性增厚，肝胃间隙多发淋巴结肿大，考虑胃癌可能性大（图 101，图 102）。复查腹部 MRI 示肝右叶占位，考虑血管瘤。胃镜示胃体中段及下段后壁可见一巨大溃疡，延伸至胃窦，壁僵硬，底覆污秽苔，周围黏膜不规则隆起；病理：（胃体）黏液腺癌；胃镜诊断：进展期胃癌。完善检查，未发现疾病远处转移征象。

入院后予新辅助化疗，多西他赛 + 奈达铂 + 替吉奥方案，2 周期。患者耐受良好，腹胀等不适明显改善，体重增长约 4 公斤。治疗后复查 CT 示胃体病变呈化疗后改变，肝胃间隙淋巴结较前缩小（图 103，图 104）。于 2018 年 10 月 22 日行根治性手术。术后病理：（全胃）大弯侧距幽门 3.5cm 处肿块，结合免疫组化结果，符合低分化腺癌，部分为印戒细胞癌，部分为黏液腺癌（溃疡型，大小 6.5cm×4.5cm×1.5cm），侵及胃壁浆膜外脂肪组织，可见脉管内癌栓，未见明确神经侵犯；食管切缘、幽门切缘及环周切缘未见癌；大网膜脂肪组织未见癌；胃周淋巴结可见癌转移（贲门周 0/4，幽门周 4/4，小弯侧 4/9，大弯侧 0/6）；脾门处扪及 3 枚淋巴结，未见癌转移（0/3）；送检"6V 淋巴结"可见癌转移（1/1），送检其余各组淋巴结未见癌转移（6A 淋巴结 0/0，12A 淋巴结 0/3）。目前原方案辅助化疗中。

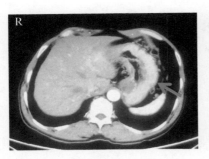

图101　治疗前腹部CT示胃底及胃大弯侧病变

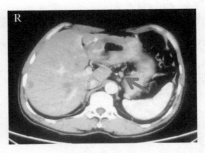

图102　治疗前腹部CT示胃周淋巴结

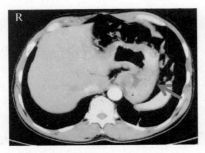

图103　新辅助化疗后腹部CT示胃体病灶呈化疗后改变

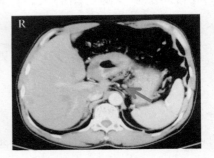

图104　新辅助化疗后腹部CT示胃周淋巴结较前缩小

病例分析

　　胃癌新辅助化疗，主要目的在于使肿瘤缩小，提高手术切除率，改善治疗效果。目前世界应用最为广泛的权威胃癌治疗指南，均将新辅助治疗作为局部进展期胃癌的推荐治疗方式。美国NCCN指南中，将围手术期化疗模式（即新辅助化疗联合辅助化疗）推荐为预期可切除病例（$\geq cT_2N_0$）的首选治疗方案（Ⅰ级推荐）。欧洲肿瘤内科学会ESMO指南推荐新辅助化疗的适应证范围更大（$> cT_1N_0$，即cTNM Ⅰb～Ⅲc期）。我国2018年CSCO指南建议$cT_{3-4a}N_+M_0$Ⅲ期胃癌患者行新辅助化疗（Ⅱ级推荐）。

　　英国进行的MAGIC研究，使胃癌新辅助化疗有了里程碑式的进展，首次证明了可切除胃、食管下段以及胃食管结合部癌，围手术期给予表阿霉素＋顺铂＋5-FU（ECF）方案化疗，可以改善DFS及OS，而且不增加术后并发症的发生。法国的FFCD9703研究，证明了以氟尿嘧啶和顺铂的围手术期化疗方案可显著提高DFS和OS。北京大学肿瘤医院发起的全国多中心研究是我国首例关于胃癌术前化疗的Ⅲ期临床研究。该研究选用mFolfox7作为术前化疗方案，联合D2淋巴结清扫及术后辅助化疗。研究结果显示，围手术期化疗组患者较术后化疗组患者4年总生存率由51%提高至78%，临床缓解率高达69.7%，pCR率达到12.1%。该研究结果的发布使进展期胃癌术前化疗的理念在国内得到极大的普及。目前仍有多项关于胃癌新辅助化疗的临床随机对照试验正在进行，均采用了术后辅助化疗作为对照，这些结果将可能为胃癌新辅助化疗的临床价值提供高级别的循证医学证据。

对于新辅助化疗方案，TP、FP、ECF、Folfox、Xelox等方案已有了一定的循证医学证据。2017年ASCO公布的德国AIO-FLOT4的研究结果，给长期没有药物方案更新的胃癌新辅助治疗带来了希望。该研究显示，术前的多西他赛、奥沙利铂和5-FU三药方案可较MAGIC研究的ECF方案明显改善生存［中位生存时间，50个月 *vs.* 35个月，*HR* 0.77（0.63～0.94）；*P*＝0.012］。另外，SOX、SEEOX等方案以及化疗联合拉帕替尼、曲妥珠单抗等新辅助治疗的临床研究正在开展中。

本患者为进展期胃癌，属于新辅助化疗适宜人群。化疗方案选择三药联合，安全耐受，未出现严重不良反应，化疗后临床症状改善明显。依据术后病理，根治手术达到R0切除标准。

🩺 病例点评

1. 目前，胃癌的围手术期治疗，有 3 大主流模式：在美国，INT0116 研究确定了术后同步放化疗为胃癌术后标准治疗；MAGIC 研究与 FFCD9703 研究，使欧洲普遍接受围手术期化疗（新辅助化疗 + 手术 + 辅助化疗）；在亚洲，日本 ACTS-GC 研究和韩国 CLASSIC 研究结果的发表，使东亚国家接受了胃癌 D2 根治术后辅助化疗的标准治疗模式。从本病例可以看到，新辅助化疗，患者耐受好，临床症状明显改善，值得临床推广。

2. 本病例的治疗过程中，术前未行超声胃镜检查，疾病分期不准确；手术切除未达到标准 D2 根治；对于 D1 + 手术，原则上术后应行局部辅助放疗，但鉴于国人对该治疗耐受性欠佳，故尚需进一步讨论。

参考文献

1. Ychou M, Boige V, Pignon JP, et al. Perioperative chemotherapy compared with surgery alone for resectable gastroesophageal adenocarcinoma: an FNCLCC and FFCD multicenter phase Ⅲ trial. J Clin Oncol, 2011, 29 (13): 1715 – 1721.

2. Bang YJ, Kim YW, Yang HK, et al. Adjuvant capecitabine and oxaliplatin for gastric cancer after D2 gastrectomy (CLASSIC): a phase 3 open-label, randomised controlled trial. Lancet, 2012, 379 (9813): 315 – 321.

（赵欣　整理）

024. 胃神经内分泌癌1例

病例介绍

　　患者，男，67 岁，2018 年 6 月 20 日因左室黏液瘤于外院手术治疗，住院期间 PET-CT 示贲门癌，肝转移（图 105）。2018 年 8 月 8 日胃镜活检病理：（胃底、贲门）神经内分泌癌（G3，小细胞型）。免疫组化：Syn（＋）；CgA（－）；CD56（－）；AE1/AE3（＋）；CK7（＋）；CK20（－）；P40（－）；C-erbB-2（－）；CK8/18（＋）；Ki67（90％，＋）。2018 年 9 月 3 日入我科，给予 EP 方案＋阿帕替尼治疗，目前已治疗 4 周期。复查 CT（图 106）。复查胃镜：食道，通畅，黏膜光滑，血管纹理清晰；贲门狭窄，内镜尚可通过，食管侧可见环 1/2 周溃疡隆起型肿块，倒镜可见贲门环周溃疡隆起型肿块，表面溃疡，触之易出血；胃体，黏膜光滑，扩张蠕动好；胃角、胃窦，黏膜花斑状，红白相间，以白为主，蠕动好；幽门，呈圆形，开闭好，未见胆汁返流；十二指肠球部未见异常，降部乳头侧可见广口憩室，十二指肠乳头翻入憩室内，憩室

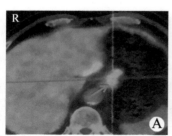
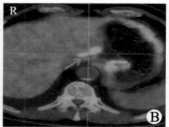

A：贲门胃底胃壁增厚，SUVmax为9.5，延迟扫描SUVmax为9.7，考虑恶性

B：肝左叶局部片状放射性摄取增高SUVmax为7.5，延迟扫描SUVmax为7.0，考虑转移

图 105　PET-CT 检查

内清洁、黏膜光整（图107）。

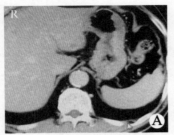

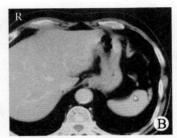

A：胃底贲门区胃壁增厚，肝转移　　B：胃周未见肿大淋巴结，无腹
较前缩小，未见新发转移灶　　　　水形成 形成

图106　2018年11月复查CT

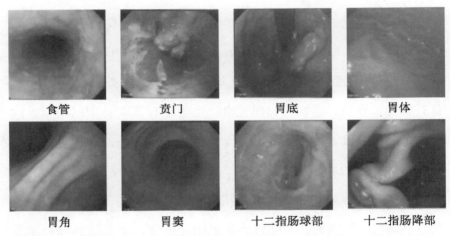

食管　　　　　　贲门　　　　　　胃底　　　　　　胃体

胃角　　　　　　胃窦　　　　十二指肠球部　　　十二指肠降部

图107　内镜诊断：贲门肿块性质待诊，慢性萎缩性胃炎，十二指肠降部憩室

病例分析

神经内分泌肿瘤（NEN）曾被认为是一类罕见疾病。近40年来，随着内镜和生物标志物等技术的进步，诊断水平不断提高。美国SEER数据库显示1973—2012年NEN发病率升高6.4倍。

临床上胃肠NEN最为常见，根据是否存在激素内分泌症状，可分为功能性和非功能性2类。非功能性胃肠NEN主要表现为消化道症状；功能性胃肠 NEN 还可表现为类癌综合征（小肠 NEN）和卓 – 艾综合征（十二指肠胃泌素瘤）。NEN 的全身检查除内镜、CT、MRI 之外，PET-CT 也是一项重要的检查手段。18F-FDG、68Ga-SRS、18F-DOPA PET-CT 可分别反映肿瘤葡萄糖代谢、生长抑素受体表达、儿茶酚胺代谢情况。分期采用美国癌症联合委员会（AJCC）第 8 版胃肠胰神经内分泌肿瘤分期方法。但目前研究发现原有分期存在缺陷，提出 NET-G1/G2 分级最佳 Ki67 的 cut off 值为 5% 可能较适宜。有研究发现 40% 消化道 NEN 存在血清降钙素原（PCT）升高。其中 G3-NEN 患者 PCT 升高率达 70%。PCT 水平可预示治疗疗效，疗前 PCT 与 CgA 升高者预后差。

胃 NEN 治疗也遵循 NEN 治疗的大原则，推荐综合治疗模式。胃 NEN 分型较复杂，目前分为 4 型（表 2）。1 型：首选内镜下切除，对于浸润深度较大或切缘阳性者可考虑手术切除。有研究显示对于 Ki67 阳性较低（<10%，＋）可尝试 SSAs 治疗，目前尚缺乏充分循证医学证据。2 型：需寻找胃泌素瘤原发灶并切除。同时建议使用质子泵抑制剂控制胃酸过度分泌症状或选用 SSAs 抑制胃泌素分泌及肿瘤生长。3 型：内镜或手术切除。晚期患者可尝试 SSAs 或靶向药物进行全身治疗。4 型：局限期推荐手术，原则同胃腺癌。

表2　胃神经内分泌肿瘤分型

临床特征	1 型	2 型	3 型	4 型
占比（%）	70～80	5～6	14～25	少见
相关疾病背景	萎缩性胃炎	胃泌素瘤	无	无
病理分级	G1-NET	G1/G2-NET	G1/G2/G3-NET	NEC
胃泌素水平	升高	升高	正常	正常
pH 值	明显升高	明显降低	正常	正常
转移比例（%）	2～5	10～30	50～100	80～100

不可手术的转移性胃肠 NEN，药物治疗包括：化疗、分子靶向治疗、生长抑素类似物等。生长抑素受体（SSTR）有 5 个亚型，优势受体为 SSTR2、SSTR5。SSA 类药物有抑制激素分泌和抗肿瘤双重作用。近年来新一代 SSA 药物帕瑞肽的受体更为广泛（SSTR1、SSTR2、SSTR3、SSTR5），具有更为广阔的应用前景。SSAs 主要应用于功能性 NEN 的一线治疗。对于非功能性 NET，主要用于 SSTR 阳性的低级别 NET。

　　分子靶向药物为 NEN 的另一个研究热点。最受关注的为哺乳动物雷帕霉素靶蛋白（mTOR）受体信号通路和血管内皮生长因子（VEGF）受体信号通路。针对上述信号通路靶向药物分别有依维莫司、舒尼替尼，已经分别在晚期胰腺 NEN 中完成了三期临床试验，均被证明能显著延长 PFS。此外，依维莫司在晚期胃肠和肺 NEN 中也显示了较好疗效，显著延长 PFS。

　　对于分化差、进展迅速的 NEN 化疗作为一线推荐。对于 NEC-G3 一线化疗方案推荐以铂类为基础的化疗方案。分化好的 NET 对细胞毒性化疗药物不敏感。且对于 18F-FDG PET-CT 阳性率较低。对于 NET-G2/G3、肿瘤侵袭性较强或 SSTR 表达阴性可试用替莫唑胺联合卡培他滨或替吉奥方案。2013 年 NORDIC 研究显示，对于胃肠胰和不明原发灶 NEC，接受铂类为基础的一线化疗后，ORR 为 31%，中位生存时间为 11 月，顺铂和卡铂疗效无差异。对于一线 EP 方案敏感，停药 3 个月以上进展的，再次采用该方案 ORR 为 15%，27% 可维持稳定。同时还发现，对于 Ki67 < 55% 患者铂类疗效较 Ki67 ≥ 55% 患者差（ORR 15% *vs.* 42%）。

　　此患者为胃 NEC（G3），肝转移，Ⅳ期，Ki67 90% +。对于晚期 NEC-G3 一线推荐以铂类为基础的化疗方案。此患者给予 EP 方案联合 VEGF 抑制剂治疗 4 周期，复查病情稳定。治疗过程中注意对血象及肝肾功能监测，观察有无神经内分泌症状。使用抗血管靶向药物应监测血压，预防血管不良事件的发生。

病例点评

1. 对于晚期胃 NEN，目前 EP 方案化疗已成为共识。

2. 由于此病恶性度极高，容易早期多器官转移，临床上为了达到更好疗效，化疗联合靶向治疗成为趋势。

3. VEGF 信号通路相关药物阿帕替尼临床上可以看到患者症状缓解，显示出一定研究前景。但对于患者 OS 获益方面，尚需进一步临床研究证实。

参考文献

1. 张雨，陈旻湖，陈浩. 胃肠神经内分泌肿瘤的内科治疗. 中华胃肠外科杂志. 2016，19（12）：1444 – 1446.

2. 中华临床肿瘤学会神经内分泌肿瘤专家委员会. 中国胃肠胰神经内分泌肿瘤专家共识（2016 年版）. 临床肿瘤学杂志，2016，21（10）：927 – 946.

3. 陈洛海，周志伟，陈浩. 美国癌症联合委员会（AJCC）第 8 版胃肠胰神经内分泌肿瘤分期解读及评价. 中华胃肠外科杂志，2017，20（9）：972 – 976.

4. Pavel M，Valle JW，Eriksson，et al. BENETS Consensus Guidelines for the Standards of Care in Neuroendocrine Neoplasms. Systemic Therapy-Biotherapy and Novel Targetde Agents. Neuroendocrinology，2017，105（3）：266 – 280.

（刘莹　何晓瑜　整理）

025 阿帕替尼治疗晚期肝癌 1 例

病例介绍

　　患者，男，73 岁。无烟酒史，无肿瘤疾病家族史；慢性乙型肝炎病史 1 年，未抗病毒治疗。2015 年 10 月底无诱因出现浓茶色尿，伴皮肤瘙痒，未重视；2015 年 11 月初无诱因出现右上腹针刺样疼痛，部位局限，每次持续 0.5～1 小时，发作频率 7～8 次/日，夜间发作明显，口服布洛芬可缓解。为进一步诊治入院，入院后腹部增强 MRI 提示肝左叶多发占位病变并融合，伴门静脉瘤栓，考虑原发性肝癌；肿瘤标志物 AFP 1840ng/ml，明显高出正常范围；生化指标提示转氨酶增高，直接及间接胆红素增高；肝炎分型及乙肝指标提示乙型病毒性肝炎；血氨检测指标超出正常范围 3 倍。最终诊断：原发性肝癌，门静脉癌栓（晚期）；乙型病毒性肝炎，肝硬化，肝性脑病（前驱期）。积极对症支持治疗，临床症状及实验室指标好转；2015 年 12 月开始口服阿帕替尼，250mg/d，1 周后临床症状进一步缓解，4 周后复查腹部 MRI 评估疗效肿瘤明显缩小，达 PR。阿帕替尼治疗过程中，出现 I°血压增高，给予降压药后恢复正常。继续阿帕替尼维持治疗，患者体力状况进一步改善，生活自理。

病例分析

　　原发性肝癌是一种全球性的常见恶性肿瘤，肝癌的发病率在全球已高居所有恶性肿瘤的第 5 位，每年新增病例约 564000 例，而 80% 在亚洲，其中 80% 的病例是由乙肝或者丙肝病毒感染所致。

2015 年中国恶性肿瘤发病和死亡分析数据显示，全国恶性肿瘤中肝癌发病率居第 3 位，病死率居第 2 位。由于肝癌起病隐匿，绝大部分患者一旦确诊往往属于晚期，手术切除率低（15%～25%），复发率高（20%～60%）；目前一些肝癌的靶向治疗药物（如索拉非尼、阿帕替尼、乐伐替尼），已经证明可有效延长晚期肝癌患者的存活时间。

根据该患者临床表现、影像资料及生化指标临床诊断原发性肝癌，晚期，体力状况及实验室指标不允许行手术及介入治疗。对于晚期肝癌全身药物治疗为基础，辅助局部治疗（介入栓塞，放疗等手段）进一步缓解局部症状。

临床上抗肿瘤治疗的前提是患者可耐受，积极对症支持治疗，恢复脏器功能，提高机体状况显得尤为重要。对于晚期原发性肝癌一线治疗方案指南推荐口服索拉非尼。因为经济原因，该患者口服阿帕替尼，考虑耐受性问题，给予小剂量治疗 250mg/d，治疗中患者体力状况持续缓慢改善，仅出现轻度毒副作用，耐受性好；1 个月后复查 MRI 评估疗效显示肿瘤明显缩小（图 108，图 109）。继续口服阿帕替尼维持治疗，主要毒副作用是高血压、蛋白尿及出血等；治疗过程中注意监测血压，定期检测血常规、尿常规等，及时处理毒副作用。

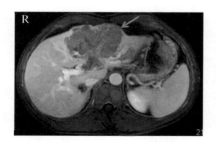
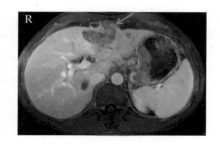

图 108 阿帕替尼治疗前 MRI　　　　图 109 治疗 1 个月后 MRI

🏥 病例点评

1. 目前晚期原发性肝癌一线治疗方案指南推荐口服索拉非尼，阿帕替尼作为国内同类药物，较索拉非尼有更好的药物经济学优势，更容易让中国患者接受，可以作为不能手术治疗的晚期肝癌患者新选择。一项关于阿帕替尼在晚期肝癌的随机、开放、多中心的Ⅱ期临床试验取得了较好的结果，中位生存时间接近 10 个月，且高剂量组（850mg/d）更有优势。其后续的Ⅲ期临床研究正在进行中。

2. 老年肝癌患者，特别是高龄患者（>70 岁），伴有肝炎、肝硬化，考虑肝功能代偿能力差，阿帕替尼应低剂量治疗。对于合并肝硬化食管胃底静脉曲张患者，需警惕消化道出血的风险。

参考文献

1. 陈万青，郑荣寿，张思维，等. 2012 年中国恶性肿瘤发病和死亡分析. 中国肿瘤，2016，25（1）：1－8.

2. Qin SK. Apatinib in Chinese patiants with advanced hepatocellular carcinoma：A phaseⅡ randomized, open-label trial. J Clin Oncol, 2014, 32（36）：4019.

3. Bruix J, Raoul JL, Sherman M, et al. Efficacy and safety of sorafenib in patients with advanced hepatocellular carcinoma：subanalyses of a phase Ⅲ trial. J Hepatol, 2012, 57（4）：821－829.

4. Horsley L, Marti K, Jayson GC. Is the toxicity of anti-angiogenie drugs predictive of outcome? A review of hypertension and proteinuria as biomarkers of response to anti-angiogenic therapy. Expert Opin Drug Metab Toxicol, 2012, 8（3）：283－293.

（程国华　整理）

026　胰腺癌 1 例

病例介绍

　　患者，男，66 岁。2018 年 3 月因腹痛、腹胀于当地医院抗感染治疗，效果差。2018 年 4 月 6 日就诊于当地医院，上腹部 CT 示胰尾占位，考虑胰腺癌侵犯脾门及周围血管，局部与胃壁分界不清，肝左叶低密度灶，不除外转移，腹膜后及肠系膜多发小淋巴结，肠系膜及大网膜多发可疑结节（图 110）。

　　2018 年 4 月 16 日入我科，行腹水细胞学检查回报：（腹水）可见间皮细胞、炎细胞及腺性核异质细胞，结合免疫组化，符合腺癌细胞。免疫组化：CK20（小灶＋），CK7（＋），CDX-2（－），Ki67（1%，＋），EMA（灶＋），CK19（＋），Villin（＋），MC（－），CR（－）。腹部核磁示胰尾异常信号，T1WI 呈等信号，T2WI 及 T2 压脂呈稍高信号，DWI 上可见高信号影，增强扫描动脉期未见明显强化，门脉期及实质期可见轻微不均匀强化，范围约 6.91cm×2.94cm×2.95cm，病灶边缘不规则、边界不清累及脾门，病灶内可见脾动脉包绕，脾静脉被截断，考虑胰腺癌。肝左叶异常信号，考虑转移（图 111）。于我科给予白蛋白结合紫杉醇联合替吉奥化疗，同时口服阿帕替尼治疗，化疗 2 周期后复查腹部核磁示胰尾部可见不规则异常信号影，增强扫描可见轻微不均匀强化，范围约 6.84cm×2.86cm×2.56cm，与脾门边界不清，病灶包绕脾动静脉，较前缩小（图 112）。继续上述白蛋白结合紫杉醇联合替吉奥化疗，4 周期后腹部 CT 示肝脏及脾脏周围可见弧形水样密度影，胰腺体积减小，胰尾部可见不规则肿块影，密度欠均，增强扫描动

笔记

脉期明显不均匀强化，静脉期及延迟期强化程度减低（图 113）。
上述化疗方案 6 周期后，予以替吉奥联合阿帕替尼维持。2018 年
10 月复查胸腹盆 CT 示肝脾包膜下可见弧形水样密度影，胰腺头
部、体部体积减小，胰腺尾部体积略增大呈不规则结节影，密度欠
均，增强扫描呈环形强化，动脉期明显不均匀强化，静脉期及延迟
期强化程度减低（图 114）。患者目前疾病控制理想，继续口服替
吉奥联合阿帕替尼维持治疗。

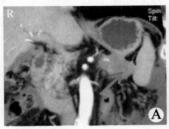
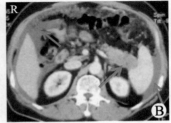

A：冠状位　　　　　　　　　　B：横断位

图 110　腹部 CT 示胰尾异常信号，考虑胰腺癌，肝脏及脾
　　　　脏周围可见弧形水样密度影

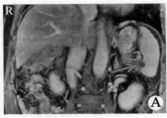
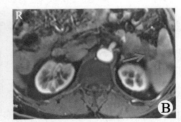

A：冠状位　　　　　　　　　　B：横断位

图 111　腹部核磁示胰尾部可见团块状异常信号

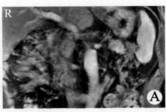
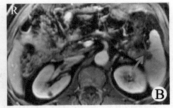

A：冠状位　　　　　　　　　　B：横断位

图 112　化疗 2 周期后复查腹部核磁

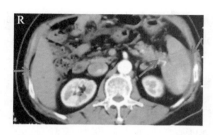

图113　4周后腹部CT示胰尾占位病变稳定，可见少量腹
　　　　腔积液，未见明显肿大淋巴结

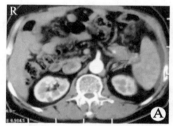
A：冠状位

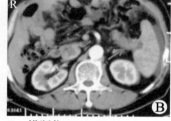
B：横断位

图114　腹部CT示病灶较前有所缩小，无新发病灶出现及
　　　　转移淋巴结

病例分析

胰腺癌发病隐匿，多数就诊已为中晚期。胰头部肿瘤常见进行性黄疸，胰尾部则多可侵犯胃后壁、脾门、肾上腺引起相应症状。目前认为CA 199是胰腺特异性较高的肿瘤标志物，诊断胰腺癌灵敏度和特异度分别为78%、83%，此外CA 125、CEA也可辅助诊断。影像学检查包括MRI、CT、PET-CT等，病理或细胞学检查仍是诊断的"金标准"。胰腺部位较深，获取病理较为困难，部分患者可于B超/CT引导下穿刺活检获取。临床上对于晚期患者腹水脱落细胞学检查是一种简单易行的方法。

根治性切除仍是目前胰腺癌最为有效的治疗手段。对于可切除

笔记

133

或临界可切除的肿瘤应使用辅助治疗手段诱导缩瘤使得根治性手术获益最大化。根治术后如无禁忌，均应行辅助化疗，方案推荐吉西他滨或氟尿嘧啶类药物，尽可能在术后 8 周内进行，化疗至少 6 周期。

对于不能手术的局部进展或晚期胰腺癌患者，总体治疗效果不佳，一般建议患者参加临床研究或接受全身化疗。一线方案推荐吉西他滨 + 白蛋白结合紫杉醇、吉西他滨 + 替吉奥等。以吉西他滨为基础的化疗曾是晚期胰腺癌最主要的药物。随着研究的不断开展及新药的出现，晚期胰腺癌治疗模式已逐渐转变。从吉西他滨单药到联合、再到联合后的维持治疗，均给晚期患者带来了更多生存获益。对于体能较好的患者多药联合是目前治疗的新标准，但应注意更大的毒性，尤其是血液学毒性。MPACT 研究显示白蛋白紫杉醇联合吉西他滨可看到 OS 的获益，部分患者具有 36 个月的长生存期。新一代药物白蛋白结合紫杉醇相比普通紫杉醇优势更为明显，在杀伤肿瘤同时还具有消融肿瘤基质的作用。胰腺癌是基质较丰富的肿瘤之一，肿瘤基质在肿瘤生长、转移、化疗耐药中发挥重要作用。白蛋白结合紫杉醇使缩瘤达到最大化，同时肿瘤内吉西他滨浓度也更高。

随着治疗有效率的提升，维持治疗在晚期胰腺癌中地位日益凸显。研究显示白蛋白紫杉醇联合 S-1（AS 方案）后采用 S-1 维持治疗具有良好的有效率和耐受性，或可成为晚期胰腺癌一线治疗的新选择，化疗后维持有一定的应用前景，但还需要大样本 Ⅲ 期研究证实。

化疗同时还可考虑联合靶向药物，如 VEGF/VEGFR 抑制剂及其他靶点药物。90% 胰腺癌存在 *KRAS* 突变，突变几率显著高于结直肠癌及肺腺癌。相比于 *KRAS* 无突变者，突变人群生存期更短。

晚期患者化疗基础上联合 KRAS 抑制剂如司美替尼可能改善生存，目前尚缺乏大规模研究数据支持。

随着检测技术的进步，可筛选基因不稳定、BRCA1/2 突变，此类患者对铂类敏感。高肿瘤突变负荷、微卫星不稳定及 PD-L1 高表达可能从免疫治疗中获益。对免疫治疗潜在获益人群可考虑联合免疫治疗。

此患者以非特异性消化道症状就诊，CT 发现胰尾占位、肝转移、腹腔多发转移、腹水。腹水细胞学送检明确肿瘤诊断。对于广泛转移的Ⅳ期患者，无法手术，给予多药化疗联合靶向治疗。选择白蛋白结合紫杉醇联合替吉奥化疗 6 周期，同时联合阿帕替尼口服，CA 199 进行性下降。多次复查 CT/MRI，疗效评价 SD，病灶较前轻度缩小，未见新发灶形成，未再形成腹水。患者精神、食欲较好，体重增加，无明显消化道症状。考虑晚期患者带瘤生存，疗末建议替吉奥联合阿帕替尼维持治疗，定期复查随诊患者耐受性良好。

🏥 病例点评

1. 胰腺癌总体治疗差强人意，晚期胰腺癌 6 周期化疗后 PR/SD 患者，后续治疗尚无规范。临床上常见到化疗后选择观察的患者很快复发转移，预后极差，所以后续治疗应较为积极。

2. 近年来小样本研究显示口服化疗药物如替吉奥维持治疗有效率提高，耐受性良好，尤其对于一些体质较好的患者具有一定的应用前景，但还需要大样本研究证实。

3. 新出现的高效低毒的化疗药物，如白蛋白结合紫杉醇，基于其细胞毒及消融肿瘤基质的作用机制，抗瘤活性更高，疗效较好。

笔记

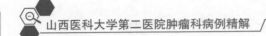
参考文献

1. 中国抗癌协会胰腺癌专业委员会. 胰腺癌综合诊治指南（2018 版）. 临床肝胆
   病杂志，2018，34（10）：2109 - 2120.

2. National Comprehensive Cancer Network. NCCN Clinical Practice Guidelines in
   Oncology：Pancreatic Adenocarcinoma Version 1. 2019. ［2018 - 11 - 08］.
   https：//www. nccn. org/.

（刘莹　何晓瑜　整理）

027　局部进展期胰腺癌规律化疗后部分缓解1例

病例介绍

患者，男，54岁。胆结石病史，吸烟20余年，无家族遗传倾向疾病。2018年1月初出现劳累后上腹部疼痛，呈阵发性胀痛。2018年2月28日因症状加重就诊某医院，行腹部CT示胰腺占位（图115）。2018年3月15日为求进一步诊治，收住我院普外科。查体无明显阳性体征。化验回报：CA199 > 400kU/L（正常参考范围：< 35kU/L），CA125为228.57kU/L（正常参考范围：< 35kU/L），CA153为231.41kU/L（正常参考范围：< 35kU/L），CA242 > 200kU/L（正常参考范围：< 20kU/L）。2018年3月27日拟行胰腺肿块切除术及局部淋巴结清扫术，术中探及肿块约8.0cm×9.0cm，位于胰颈、胰体部，已浸润腹腔干及其分支，活动度差，肝总动脉旁可触及数个肿大淋巴结，暂不能行胰腺肿块切除，遂取肝总动脉旁淋巴结1枚，送检淋巴结冰冻病检示中低分化腺癌，倾向胰腺来源。于2018年4月3日转我科进一步治疗。体力状况评分：KPS评分80分，ECOG评分1分。诊断：胰腺癌III期$T_4N_2M_0$，胆囊结石，慢性萎缩性胃炎。给予吉西他滨（1000mg，d1，d8）+替吉奥（50mg，2次/日，d1～d14）q21d治疗。每2周期评估病情，腹部CT示胰头部病灶逐渐缩小（图116）。肿瘤标志物逐渐降低（图117）。2018年9月12日第6周期治疗结束，评估病情PR，接近CR。后给予单药替吉奥（60mg，2次/日，d1～d28）q6w。目前病情稳定。

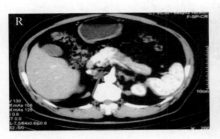

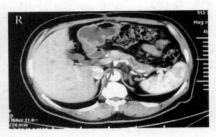

图 115　术前腹部 CT 示胰头部占位，大小约 8.0cm×9.0cm（2018 年 3 月 1 日）

图 116　腹部 CT 示胰头病灶基本消失（2018 年 9 月 12 日）

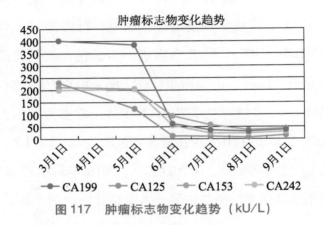

图 117　肿瘤标志物变化趋势（kU/L）

病例分析

　　胰腺癌发病率呈快速上升趋势，位列恶性肿瘤致死原因第 5 位，尽管胰腺癌诊治现状不容乐观，但在肿瘤学新理念的推动下其临床诊疗水平近年仍取得明显进步。胰腺癌起病隐匿，早期症状不典型，常表现为上腹部不适、腰背部痛、消化不良或腹泻等，易与其他消化系统疾病相混淆。患者食欲减退，体重下降，出现症状时大多已属中晚期。其危险因素包括长期吸烟、高脂饮食、BMI 超标、过量饮酒、伴发糖尿病或慢性胰腺炎等。CA199 是目前最常用的胰腺癌诊断标志物，灵敏度和特异度分别达到78.2%和82.8%。其他指标，如血糖变化也与胰腺癌发病或进展有关。外周血内microRNA、ctDNA、外泌体内Glypican-1等生物靶点也具有潜在的临床应用前景。腹部增强CT、MRI是目前诊断胰腺癌的常用手段，能清晰显示肿瘤大小、位置、血供及胰腺旁淋巴结和肝脏内有无转移灶，PET-CT则可发现胰外转移和评价全身肿瘤负荷。而病理诊断仍是胰腺癌诊断的"金标准"。

本例患者中年男性，因间断上腹部疼痛就诊，腹部核磁示胰头部占位，CA199、CA125、CA242、CA153明显升高。术中取肝总动脉旁淋巴结冰冻病检确诊胰腺癌。术中可见肿块已浸润腹腔干及其分支，活动度差，肝总动脉旁可触及数个肿大淋巴结，为不可切除局部进展期胰腺癌，预后差。中国抗癌协会胰腺专业委员会2018年版胰腺癌综合诊治指南推荐，依据体能状态可选择一线化疗方案、同步放化疗或序贯放化疗。不可切除的局部进展或合并远处转移的胰腺癌的化疗方案包括：吉西他滨＋白蛋白结合型紫杉醇、FOLFIRINOX方案、吉西他滨单药、吉西他滨＋替吉奥、替吉奥单药、吉西他滨＋厄洛替尼。PRODIGE4/ACCORD11随机研究发现转移性胰腺癌中FOLFIRINOX（亚叶酸钙＋氟尿嘧啶＋伊立替康＋奥沙利铂）较吉西他滨单药，OS显著延长（11.1个月 $vs.$ 6.8个月，$P < 0.0001$），但其更适合身体条件良好的患者。MPACT研究发现白蛋白紫杉醇＋吉西他滨组OS优于吉西他滨：中位OS 8.5个月 $vs.$ 6.7个月，$P = 0.000015$。PFS、ORR及其他疗效终点均显著提高，且未增加严重或危及生命的毒性。GEST研究对于局晚期和转移性胰腺癌，替吉奥单药组OS非劣效于吉西他滨单药。吉西他滨联合替吉奥虽然未显著提高OS，却明显延长了PFS。综合评估后，选择"吉西他滨＋替吉奥"方案给予该患者规律化疗6

周期，患者耐受可，上腹部增强 CT 示胰头部病灶明显缩小，评估病情接近 CR，治疗效果佳，目前给予替吉奥单药维持，病情稳定。

病例点评

1. 本例患者发病早期未及时手术，导致疾病进展，失去手术机会，一方面和肿瘤本身的生物学行为相关，另一方面家属及临床大夫对胰腺癌的认识的固化，认为胰腺癌预后差，治疗意义不大，导致患者错失手术机会，最终生存期缩短。尽管胰腺癌诊治现状不容乐观，但在肿瘤学新理念的推动下其临床诊疗水平近年仍取得明显进步，新型药物的研发、治疗方案的不断更新，即使是晚期胰腺癌，也可获得接近 1 年的 OS。所以改变对胰腺癌的认识在一定程度上也为患者争取了时间，实性获益最大化。

2. 本例患者规律化疗 6 周期后，病灶退缩良好，但根据其病史，术前进展迅速，提示瘤肿恶性程度高，单药维持治疗可能效果差，难以实现长时间控制肿瘤进展，应尽早给予局部治疗，评估是否可以行手术或者局部放疗，提高疾病控制率。

3. 另外，胰腺癌诊疗过程中应强调 MDT 的重要性，有条件的中心，胰腺癌患者的诊断及治疗各个阶段均应开展讨论，由多学科专家（胰腺外科、消化内科、肿瘤内科、放疗科、影像科、病理科、介入科、营养科等）共同制订诊治方案并贯彻始终。

参考文献

1. Uesaka K, Boku N, Fukutomi A, et al. Adjuvant chemotherapy of S-1 versus gemcitabine for resected pancreatic cancer: a phase 3, open-label, randomised, non-inferiority trial (JASPAC 01). Lancet, 2016, 388 (10041): 248 – 257.

2. Ueno H, Ioka T, Ikeda, et al. Randomized phase III study of gemcitabine plus S-1, S-1 alone, or gemcitabine alone in patients with locally advanced and metastatic pancreatic cancer in Japan and Taiwan：GEST study. J Clin Oncol, 2013, 31 （13）：1640 - 1648.

3. No authors listed. Pancreatic Cancer Survival Increases with Chemo Combo. Cancer Discov, 2016, 6 （8）：OF3.

4. 赵玉沛. 重视胰腺癌的多学科诊疗. 中华外科杂志, 2016, 54 （11）：801 - 803.

（李雅蓉　整理）

028 胰腺神经内分泌瘤伴多发肝转移1例

病例介绍

患者，男，54岁。主因间断上腹部隐痛2月余，于2016年12月入院。腹部CT示胰腺软组织肿块，肝脏多发转移（图118）。PET-CT示胰体尾部稍低密度影，糖代谢增高，考虑恶性；肝脏多发转移，胃小弯侧淋巴结转移。肝脏占位穿刺活检：（肝脏肿块）送检肝穿刺组织，结合免疫组化结果，考虑神经内分泌肿瘤（G2），请结合临床除外转移。免疫组化结果：Ki67（5%，＋），P53（弱＋），AFP（－），CK8/18（肝细胞＋），Hepatocyte（肝细胞＋），Syn（＋），CgA（＋），CD56（＋）。基因检测：*VHL* 变异频率47.77%。诊断：胰腺神经内分泌瘤（G2），多发肝转移，多发淋巴结转移。

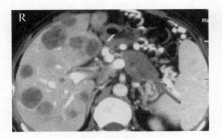
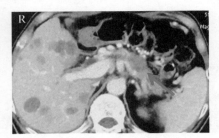

图118 治疗前腹部CT，↑胰腺病灶

图119 治疗1个月后腹部CT示胰腺原发病灶及肝转移灶较前缩小、减少，↑胰腺病灶

2017年1月开始使用醋酸奥曲肽微球（长效奥曲肽）联合阿帕替尼治疗。2017年2月复查，胰腺及肝脏转移病灶较前缩小、减少（图119）。之后病灶缓慢增大（图120～图122），患者无明显临床症状，未调整治疗方案。2018年8月患者出现腹痛，胰腺及肝

笔记

转移病灶较前明显进展（图 123），调整治疗方案为"醋酸奥曲肽微球 ＋ 阿帕替尼 ＋ 替吉奥"。至 2018 年 12 月患者病情稳定。

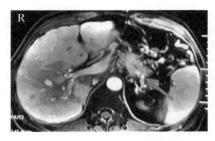

图 120　治疗 5 个月后腹部 MRI，↑胰腺病灶（2017 年 6 月）

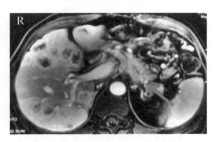

图 121　治疗 10 个月后腹部 MRI，↑胰腺病灶（2017 年 11 月）

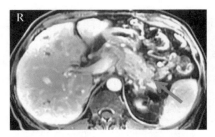

图 122　治疗 14 个月后腹部 MRI，↑胰腺病灶（2018 年 3 月）

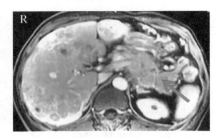

图 123　治疗方案调整前腹部 MRI 示胰腺病灶增大，↑胰腺病灶（2018 年 8 月）

病例分析

胰腺神经内分泌肿瘤（pancreatic neuroendocrine tumors，PNETs）是一种起源于神经内分泌细胞的恶性实体肿瘤。根据肿瘤组织学特点（细胞分裂指数及 Ki67 指数），2010 年 WHO 出版的消化系统肿瘤分级标准，PNETs 可分为分化良好的神经内分泌瘤（PNET，包括 G1/G2）和分化差的神经内分泌癌（PNEC，指 G3）。从临床的角度可分为功能性和无功能性。大多数 PNETs 为无功能性肿瘤，85% 的 PNETs 最终会出现远处转移。

胰腺神经内分泌肿瘤多数为低度恶性，早期手术治疗效果及预后较其他恶性胰腺肿瘤好，可以根治病变、缓解症状、提高患者远期生存率。对于转移性 PNENs 的药物治疗，可采用生长抑素类药物（SSAs）、分子靶向药物及化疗。生长抑素类似物奥曲肽（包括长效）、兰瑞肽，现在均已被批准应用于 PNETs 的治疗。指南上推荐无症状的高肿瘤负荷或缓慢进展的 PNETs 患者可接受生长抑素类似物治疗。分子靶向治疗的主要适应证为高度分化的 PNETs 接受最佳支持治疗或生长抑素抑制剂治疗后进展的患者。根据 RCTs 研究结果，现有靶向药物对 PFS 有获益但是 OS 无获益。目前，舒尼替尼和依维莫司已被批准应用于 PNETs。

化疗在增殖指数较高的 G2 PNETs 和 PNEC 中同样扮演重要作用。既往，链脲霉素和达卡巴嗪是 PNETs 患者的首选，ORR 可达 30%~70%，但是这 2 种药物的毒性均较大。目前推荐的方案为以替莫唑胺为基础的化疗方案，ORR 可达 24%~45%。卡培他滨联合替莫唑胺（CAPTEM）在 PNETs 患者中的疗效较好，既往临床研究表明，其 ORR 可达 17%~70%，局部缓解率可达 65%~97%，中位缓解持续时间为 8~20 个月。在 PNEC 患者中，目前标准的一线治疗仍为依托泊苷 + 顺铂/卡铂，有效率高但持续时间较短，二线没有标准治疗，主要包括 FOLFOX、FOLFIRI 以及 CAPTEM 方案等。

VHL 基因编码的蛋白是一个转录因子，调节基因表达。VHL 蛋白主要参与降解低氧诱导因子（HIF）的 α 亚单位。VHL 基因功能的缺失会导致 HIF 的积累并活化，促进了下游产物的过表达，如 VEGFR。临床研究显示，VHL 基因突变与抗血管靶向治疗疗效具有相关性，VHL 突变阳性的患者对 VEGF 抑制剂效果好。

本例患者为已出现肝脏多发转移的胰腺神经内分泌肿瘤（G2），同时发现 VHL 基因突变，选择长效生长抑素联合抗血管生成靶向治疗，治疗 17 个月病情基本稳定。

笔记

📋 病例点评

1. 本例患者为转移性胰腺神经内分泌瘤，肝脏多发转移病灶，不能行原发灶联合转移病灶切除，主要采取药物治疗；基因检测发现 *VHL* 突变，*VHL* 突变阳性的患者对 VEGF 抑制剂效果好；故治疗采取生长抑素类似物长效奥曲肽联合 VEGFR-2 酪氨酸激酶抑制剂阿帕替尼治疗，取得了不错的疗效。

2. 通过本病例可以看到，对于少见类型肿瘤，在考虑传统治疗方式的基础上，还可以运用基因检测等新兴诊疗方式，为患者的治疗提供新的思路。

参考文献

1. Caplin ME, Pavel M, wikła JB, et al. Lanreotide in metastatic enteropancreatic neuroendocrine tumors. N Engl J Med, 2014, 371 (3)：224 – 233.

2. Raymond E, Dahan L, Raoul JL, et al. Sunitinib malate for the treatment of pancreatic neuroendocrine tumors. N Engl J Med, 2011, 364 (4)：501 – 513.

3. CSCO 神经内分泌肿瘤专家委员会. 中国胃肠胰神经内分泌肿瘤专家共识. 临床肿瘤学杂志, 2013, 18 (9)：815 – 833.

4. Han JA, Stuan K, Eade CC, et al. Prospective study of bevacizumab plus temozolomide in patients with advanced neuroendocrine tumors. J Clin Oncol, 2012, 30 (24)：2963 – 2968.

5. Yao JC, Shah MH, Ito T, et al. Everolimus for advanced pancreatic neuroendocrine tumors. N Engl J Med, 2011, 364 (6)：514 – 523.

6. Rinke A, Muller HH, SchadeBrittinger C, et al. Placebo-controlled, double-blind, prospective, randomized study on the effect of octreotide LAR in the control of tumor growth in patients with metastatic neuroendocrine midgut tumors：a report from the PROMID Study Group. J Clin Oncol, 2009, 27 (28)：4656 – 4663.

（赵欣 整理）

第六章
女性生殖系统肿瘤

029 宫颈癌同步放化疗1例

📋 病例介绍

　　患者，女，65岁，身高148cm，体重49公斤。PS评分1分。2017年2月开始出现阴道少量排液，色淡黄，伴异味，就诊当地医院，考虑宫颈炎症，给予对症治疗无明显缓解。2018年2月开始出现间断少量流血，色鲜红，2018年6月28日就诊我院，行妇科彩超示宫颈肌层内可见30.1mm×22.8mm不均匀回声区，内可见较丰富的血流信号（图124）；行HPV-DNA检测示HPV16阳性；宫颈细胞TCT示非典型鳞状细胞，考虑宫颈病变。2018年7月4日行电子阴道镜检查示非典型鳞状细胞，HPV16阳性（图125）。宫颈组织活检：中分化鳞状细胞癌（图126）。2018年7月25日行盆腔

笔记

MRI 示子宫前位，体积未见明显增大，子宫腔内可见片状长 T1 长 T2 异常信号影，宫颈前后唇可见团块状异常信号，增强扫描不均匀强化，病灶大小约 3.78cm×2.99cm×2.79cm，病灶累积阴道穹窿，尚未累积阴道下 1/3，宫颈前后唇浆膜层连续性中断，宫旁未见异常信号；盆腔内未见明显肿大淋巴结，考虑宫颈癌ⅡB 期（图 127）。

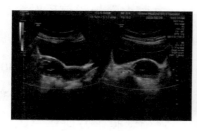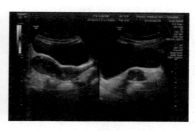

图 124　妇科彩超，宫颈肌层内可见 30.1mm×22.8mm 不均匀回声区

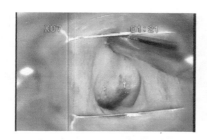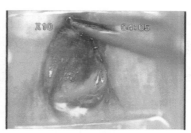

图 125　电子阴道镜，不典型鳞状细胞，HPV16 阳性

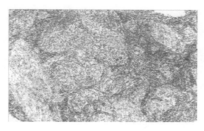

图 126　宫颈组织活检，中分化鳞状细胞癌（HE×100）

随后转入我科，完善胸部 CT、腹部彩超、头颅 MRI、骨扫描等未见转移征象。诊断宫颈鳞状细胞癌ⅡB 期 G2，给予盆腔大野

笔记

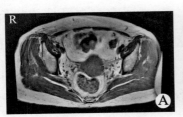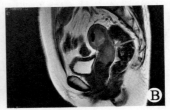

A：冠状面　　　　　　　　B：矢状面

图 127　盆腔 MRI，宫颈 3.78cm×2.99cm×2.79cm 肿块

前后对穿放射治疗 Dt 30Gy/2Gy/15f，盆腔大野挡铅前后对穿放射治疗 Dt 20Gy/2Gy/10f，后装内照射治疗 Dt 40Gy/5Gy/8f。同步化疗 4 周期（替吉奥 40mg 口服，2 次/日，连续 14 天，顺铂 30mg 静点，连续 3 天，每 28 天重复）。2018 年 9 月 6 日复查盆腔 MRI 示宫颈未见明显增大，宫颈管狭窄，宫颈黏膜层及肌层呈不均匀强化，边缘略显模糊，阴道前后穹窿及阴道上段形态尚可，宫旁软组织未见异常强化影，子宫体积未见明显增大，双附件区未见明显异常，膀胱充盈，膀胱及直肠壁肿胀，双侧腹股沟区及髂血管旁未见明显肿大淋巴结影，盆腔周围软组织未见明显异常强化影（图 128）。

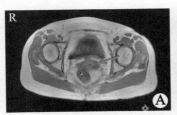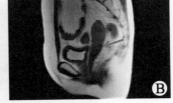

A：冠状位　　　　　　　　B：矢状面

图 128　盆腔 MRI，宫颈未见增大

病例分析

宫颈癌居女性生殖道肿瘤首位，原位癌高发年龄为 30～35 岁，

浸润癌为 45～55 岁，宫颈原位癌发展成浸润癌平均病程（潜伏期）5～20 年，一旦形成浸润癌，则在生长过程中即可向邻近组织和器官蔓延，近几年来发病率有年轻化趋势。常见病理类型为鳞癌、腺癌和混合癌 3 种，鳞状细胞癌占绝大多数，占 90% 以上；腺癌约占宫颈癌的 5% 左右，混合癌和其他罕见癌占 5% 以下。淋巴管是宫颈癌最多见也是最重要的转移途径。宫颈癌向盆腔淋巴结转移，一般是由原发病灶通过附近的淋巴管首先向宫颈旁、闭孔、髂内、髂外等淋巴结向髂总淋巴结转移，进而转移到腹主动脉旁淋巴结，也可以经骶前淋巴结向腹主动脉旁淋巴结转移。血行转移较少见，约 4% 左右。

宫颈癌的治疗，目前能达到较好疗效的是放射、手术及综合治疗，众多研究表明，早期宫颈癌患者（Ⅰ～ⅡA）单纯根治性手术与单纯根治性放疗两者治疗效果相当，5 年生存率、病死率、并发症概率是相似的。对于ⅡB 以上的中晚期宫颈癌，NCCN 指南治疗原则是：盆腔淋巴结阳性、腹主动脉旁淋巴结阴性者，给予盆腔外照射治疗＋同步含顺铂化疗＋近距离放疗±腹主动脉旁淋巴结外照射治疗或腹膜外或腹腔镜下淋巴结切除术；盆腔淋巴结阳性、腹主动脉旁淋巴结阳性者，给予延伸野放疗＋同步含顺铂化疗＋近距离放疗；若有远处转移，给予化疗±个体化放疗。

该患者 54 岁绝经，根据宫颈活检及 MRI 检查结果，考虑宫颈癌ⅡB 期。依据 2018 年 NCCN 指南，按照 TNM 分期（AJCC）和 FIGO 宫颈癌手术分期系统，肿瘤有宫旁浸润，未扩散至阴道下 1/3 及盆腔，无区域淋巴结转移，临床分期 $T_{2b}N_0M_0$ ⅡB 期，中分化病理分级 G2，最终诊断宫颈鳞状细胞癌ⅡB 期 G2。对于ⅡB 以上的中晚期宫颈癌，在过去传统治疗中公认的首选方法是放射治疗。近年来随着国内外大量的有关宫颈癌同步放化疗与单纯放疗的随机分组临床研究的开展，结果表明以顺铂为基础的同步放化疗较单纯放疗提高了生存率、降低了死亡风险，同步放化疗已成为中晚期宫颈癌治疗新模式。NCCN 指南中明确宫颈癌放射治疗包括外放射治疗（EBRT）和近距离内照射；外放射治疗应覆盖可见病灶、宫旁组织、宫旁韧带、距离可见病灶足够长的阴道边缘（至少3cm）、骶前淋巴结以及存在风险的其他淋巴结；对于手术或影像检查发现没有淋巴结转移的患者，放疗应该包括整个髂外、髂内、闭孔淋巴结；对于认为有较高的淋巴结转移风险的患者（如大肿瘤、证实或怀疑有骶骨盆淋巴结转移），放疗应该还要再覆盖髂总动脉淋巴结；对于已证实髂总和/或主动脉旁淋巴结受累者，则建议盆腔和主动脉旁延伸野的放疗，上达肾血管水平（甚或更多，视受累淋巴结分布而定）对于累及下 1/3 阴道的患者，应覆盖双侧腹股沟。EBRT 的剂量约为45Gy，单纯盆腔大野照射 B 点剂量可给到 45 ~ 50Gy/5w，后装腔内放疗现在是近距离内照射的主要方法，放疗剂量以 A 点为参考点计算，给予 30 ~ 40Gy 的额外照射，A 点总剂量达 80Gy（小体积宫颈肿瘤）至 85Gy 或更高（大体积宫颈肿瘤）。该患者给予盆腔大野前后对穿放射治疗 Dt 30Gy/2Gy/15f，盆腔大野挡铅前后对穿放射治疗 Dt 20Gy/2Gy/10f，后装内照射治疗 Dt 40Gy/5Gy/8f。盆腔大野上缘在髂脊（第 4、5 腰椎）水平，下缘在耻骨联合下缘（盆底），两侧缘在髂前上棘（股骨头内 1/3）附近，包括髂总 1/2，髂外、髂内、闭孔、骶前等淋巴区，照射野大小 15cm × 15cm，A 点总剂量 90Gy。同步化疗采用顺铂联合氟尿嘧啶类 28 天方案，连用 4 周期，同时给予护胃、止吐、预防放射治疗并发症等治疗。

同步放化疗被 NCCN 推荐为宫颈癌治疗的新标准，其作用机制是：①放化疗直接杀灭原发肿瘤和消灭微小转移病灶；②同步放化疗后使处于不同细胞周期的肿瘤细胞同步化，对放射线产生敏感；③化疗能直接通过肿瘤细胞毒性、肿瘤细胞周期同步化和抑制亚致死性放射修复来增加放射剂量反应曲线的梯度，以达到增加肿瘤细胞死亡的目的。另外同步放化疗避免了延迟盆腔放疗时间。

病例点评

1. 该患者宫颈鳞状细胞癌ⅡB期，无盆腔淋巴结及腹主动脉旁淋巴结转移，无远处转移，给予同步放化疗是首选治疗，较单纯放疗提高了生存率，也优于手术治疗。

2. 目前随着放射治疗技术的进步，盆腔外照射可选择调强放射，三维腔内后装放疗也可更大程度提高宫颈局部的照射剂量，减低危及器官的放疗风险。

3. 若能首次入院行 PET-CT 检查更能明确分期，对了解盆腔及腹主动脉旁淋巴结转移情况更有帮助。

参考文献

1. 李晔雄. 肿瘤放射治疗学（第 5 版）. 北京：中国协和医科大学出版社，2018：1371 - 1417.

2. 美国国家综合癌症网络. NCCN 临床实践指南：宫颈癌（2018. V1）. 美国，奥兰多：第 23 届美国国家综合癌症网络年会，2018.

3. 中国临床肿瘤学会指南工作委员会. 中国临床肿瘤学会（CSCO）宫颈癌诊疗指南 2018. V1. 江苏，南京：中国临床肿瘤学会指南发布会，2018.

4. 美国肿瘤学会. ASCO 2018 宫颈癌诊疗共识. 美国，芝加哥：美国肿瘤学会年会，2018.

5. 王静波，席宁. 腔内后装法放射治疗子宫颈癌的近况. 国外医学肿瘤分册，1984，11（6）：351 - 355.

6. Schmid MP, C Kirisits, N Nesvacil, et al. Local recurrences in cervical cancer

patients in the setting of image-guided brachytherapy: a comparion of spatial dose distribution within a matched-pair analysis. Radiother Oncol, 2011, 100 (3): 468 – 472.

7. Duane FK, Langan B, Gillham C, et al. Impact of delineation uncertainties on dose to organs at risk in CT-guided intracavitry brachytherapy. Brachytherapy, 2014, 13 (2): 210 – 218.

（王志慧　整理）

030　宫颈癌术后盆腔淋巴结转移 1 例

病例介绍

　　患者，女，61 岁。2012 年 5 月 7 日因阴道不规则出血在全麻下行子宫广泛切除术＋双附件切除术＋盆腔淋巴结清扫术，术后病理诊断：宫颈管鳞状细胞癌Ⅱ~Ⅲ级，外生型，瘤体大小 3.5cm×3.5cm×3.0cm，浸润宫颈纤维肌壁约全层 3/4，病变达宫体下段，累及阴道后穹窿，未见明确脉管和神经侵犯，萎缩性子宫内膜，阴道残端慢性炎伴真性糜烂，左右宫旁未见癌，左卵巢及双侧输卵管未见异常病变，右侧卵巢未见癌。2012 年 5 月 17 日开始给予全身化疗 2 周期，方案为：顺铂 30mg×3 天，替加氟 1g×4 天；2012 年 6 月 8 日换用奥沙利铂＋替加氟化疗 2 周期（具体剂量不详），并同时行局部放疗 23次，末次化疗时间为 2012 年 7 月 26 日。此次化疗期间出现恶心、呕吐等胃肠道反应，可耐受。出院后口服中草药治疗 1 月余。

　　2012 年 10 月底患者左下肢受凉后出现抽搐伴疼痛，之后疼痛间断发作并出现左大腿内侧浮肿，给予针灸、按摩等局部物理治疗 1 周，效果差，左下肢疼痛反复发作，浮肿向下蔓延至左踝部，为求进一步治疗于 2012 年 11 月 19 日就诊于我科，复查盆腔 CT 发现左髂可见约 9.0cm×7.5cm 肿块，考虑转移（图 129）。给予多西他赛联合顺铂治疗 2 周期，2013 年 1 月 5 日复查盆腔 CT 示左盆腔转移性肿块缩小至 4.0cm×3.0cm（图 130）。左下肢浮肿完全缓解，疼痛明显减轻。后继续行该方案治疗 2 周期，2013 年 2 月 20 日复查盆腔 CT 示左侧盆腔转移性肿块缩小至 3.0cm×2.0cm（图 131）。再次治疗 2 周期后于 2013 年 5 月 20 日复查盆腔 CT 示左侧盆腔转移

性肿块缩小至不可测量病灶（图 132）。患者结束 6 周期化疗后 1
年，于 2014 年 5 月常规复查盆腔 CT 示左侧盆腔仍无可测量病灶
（图 133）。之后每年电话随访，患者生活如常，无不适症状。2018
年 6 月患者末次化疗后满 5 年常规复查盆腔 CT 示左侧盆腔仍无可
测量病灶（图 134）。

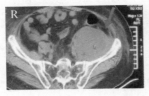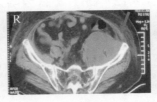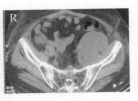

图 129　治疗前行盆腔 CT 检查示盆腔转移性肿块约 9.0cm×7.5cm

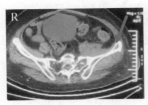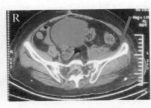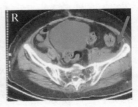

图 130　化疗 2 周期后复查盆腔 CT 示盆腔转移性肿块约 4.0cm×3.0cm

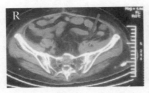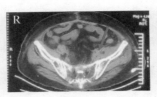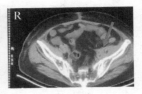

图 131　化疗 4 周期后复查盆腔 CT 示盆腔转移性肿块约 3.0cm×2.0cm

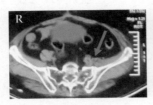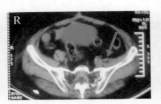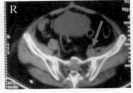

图 132　化疗 6 周期后复查盆腔 CT 示盆腔转移性肿块缩小至不可测量病灶

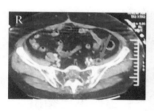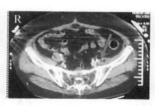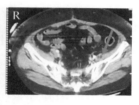

图 133　末次化疗后 1 年复查盆腔 CT 示盆腔转移性肿块仍为不可测量病灶

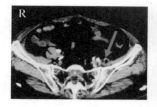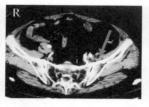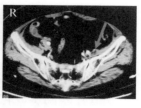

图 134　末次化疗后 5 年复查盆腔 CT 示盆腔转移性肿块仍为不可测量病灶

病例分析

　　宫颈癌居女性恶性肿瘤发病率第 2 位，占女性生殖系统恶性肿瘤的半数以上。高发年龄为 30～35 岁，浸润癌为 45～55 岁，近年来其发病有年轻化的趋势。近几十年宫颈细胞学筛查的普遍应用，使宫颈癌和癌前病变得以早期发现和治疗，宫颈癌的发病率和病死率已有明显下降。宫颈癌常见病理类型为鳞癌、腺癌和混合癌 3 种，鳞状细胞癌占绝大多数，占 90% 以上；腺癌约占宫颈癌的 5% 左右，混合癌和其他罕见癌占 5% 以下。淋巴管是宫颈癌最多见也是最重要的转移途径。宫颈癌向盆腔淋巴结转移，一般是由原发病灶通过附近的淋巴管首先向宫颈旁、闭孔、髂内、髂外等淋巴结向髂总淋巴结转移，进而转移到腹主动脉旁淋巴结，也可以经骶前淋巴结向腹主动脉旁淋巴结转移。血行转移较少见，约 4% 左右。

　　该患者依据 NCCN 指南，按照 TNM 分期（AJCC）和 FIJO 宫颈癌手术分期系统，肿瘤有宫旁浸润，未扩散至阴道下 1/3 及盆腔，

笔记

无区域淋巴结转移，临床分期 $T_{2b}N_0M_0$ ⅡB 期。众多研究表明早期宫颈癌患者（Ⅰ～ⅡA）单纯根治性手术与单纯根治性放疗两者治疗效果相当，5 年生存率、病死率、并发症概率是相似的。对于Ⅱ B 以上的中晚期宫颈癌，NCCN 指南治疗原则是：盆腔淋巴结阳性、腹主动脉旁淋巴结阴性者，给予盆腔 EBRT + 同步含顺铂化疗 + 近距离放疗 ± 腹主动脉旁淋巴结 EBRT 或腹膜外或腹腔镜下淋巴结切除术；盆腔淋巴结阳性、腹主动脉旁淋巴结阳性者，给予延伸野放疗 + 同步含顺铂化疗 + 近距离放疗；若有远处转移，给予化疗 ± 个体化放疗。同步放化疗被 NCCN 推荐为宫颈癌治疗的新标准，其作用机制是：①放化疗直接杀灭原发肿瘤和消灭微小转移病灶；②同步放化疗后使处于不同细胞周期的肿瘤细胞同步化，对放射线产生敏感；③化疗也能直接通过肿瘤细胞毒性、肿瘤细胞周期同步化和抑制亚致死性放射修复来增加放射剂量反应曲线的梯度，以达到增加肿瘤细胞死亡的目的。另外同步放化疗避免了延迟盆腔放疗时间。同步放化疗已成为中晚期宫颈癌治疗新模式。NCCN 指南中明确宫颈癌放射治疗包括外放射治疗（EBRT）和近距离内照射；外放射治疗应覆盖可见病灶、宫旁组织、宫旁韧带、距离可见病灶足够长的阴道边缘（至少 3cm）、骶前淋巴结以及存在风险的其他淋巴结。对于手术或影像检查发现没有淋巴结转移的患者，放疗应该包括整个髂外、髂内、闭孔淋巴结；对于认为有较高的淋巴结转移风险的患者（如大肿瘤、证实或怀疑有低骨盆淋巴结转移），放疗应该还要再覆盖髂总动脉淋巴结。对于已证实髂总和/或主动脉旁淋巴结受累者，则建议盆腔和主动脉旁延伸野的放疗，上达肾血管水平（甚或更多，视受累淋巴结分布而定）对于累及下 1/3 阴道的患者，应覆盖双侧腹股沟。EBRT 的剂量约为 45Gy，单纯盆腔大野照射 B 点剂量可给到 45～50Gy/5w，后装腔内放疗现在是近距离内照射的主要方法，放疗剂量以 A 点为参考点计算，给予 30～40Gy 的额外照射，A 点总剂量达 80Gy（小体积宫颈肿瘤）至 85Gy 或更高（大体积宫颈肿瘤）。宫颈癌综合治疗不是几种方法的盲目叠加，而是有计划的分步骤实施，治疗中根据手术结果和放疗后肿瘤消退情况予以调整，原则上早期宫颈癌以手术治疗为主，中晚期宫颈癌以放疗为主，化疗为辅，采用以铂类（主要是顺铂）为基础的单药或联合化疗。ⅡB～ⅣA 期宫颈癌采用铂类为基础同步放化疗，对于复发和转移的晚期宫颈癌一般采用紫杉醇联合铂类的化疗方案。

📋 病例点评

1. 该患者为宫颈癌术后同步放化疗后，在照射野内复发的患者，再次放疗风险较大；

2. 对于复发转移的晚期宫颈癌选择紫杉醇加铂类为标准化疗方案，疗效明显；

3. 该患者后期经过多年随访，依然高质量存活，该阶段是否继续行根治性放疗仍有争议。

参考文献

1. Chen W，Zheng R，Baade PD，et al. Cancer statistics in China，2015. CA Cancer J Clin，2016，66（2）：115－132.

2. 周晖，刘昀昀，林仲秋.《2017 NCCN 宫颈癌临床实践指南》解读. 中国实用妇科与产科杂志，2017，33（1）：100－107.

3. Huehls AM，Huntoon CJ，Joshi PM，et al. Genomically incorporated 5-fluorouracil that escapes UNG-initiated base excision repair blocks dna replication and activates homologous recombination. Mol Pharmacol，2016，89（1）：53－62.

4. 石远凯，孙燕. 临床肿瘤内科手册（第 6 版）. 北京：人民卫生出版社，2012：517－528.

5. Qiu C, Li Y, Liang X, et al. A study of peritoneal metastatic xeno-graft model of colorectal cancer in the treatment of hyperthermic intraperitoneal chemotherapy with raltitrexed. Biomed Pharmacother, 2017, 92: 149 – 156.

6. Tassinari D, Cherubini C, Tamburini E, et al. Antimetabolites in the treatment of advanced pleural mesothelioma: a network meta-analysis of randomized clinical trials. J Chemother, 2017, 11: 1 – 7.

（梁娟　整理）

031 宫颈混合型腺神经内分泌癌 1 例

病例介绍

患者，女，45 岁。宫颈混合型腺神经内分泌癌根治术后 11 月余。2017 年 7 月于当地医院体检发现宫颈肥大，11 点呈菜花状隆起，无接触性阴道出血、无阴道排液。2017 年 8 月 22 日就诊于我院，HPV 检测：阴性。病理检查：宫颈 11 点上皮下间质内可见核异质细胞条索状、团巢状浸润伴血管增生，细胞异型明显，部分挤压变形，核分裂计数困难，4 个/HPF，倾向高级别神经内分泌癌。2017 年 9 月 26 日于我院在全麻下行腹腔镜下广泛性子宫切除 + 双侧附件切除术 + 盆腔淋巴结清扫术。术后病理检查：宫颈（2 点、9 点、10 点、11 点及 12 点）取材示局部腺体中重度非典型增生，符合宫颈原位腺癌。免疫组化：17 号片 AE1/AE3（+），LCA（−），Vimentin（−），ER（−），CEA（+），Ki67（80%，+），P16（强+），Syn（−），CD56（−）；13 及 15 号片 P16（强+），Ki67（80%，+）；颈管下段局灶少许异型小圆细胞浸润，65 号片 AE1/AE3（+），Syn（局灶弱+）。考虑宫颈原位腺癌合并神经内分泌癌。淋巴结未见癌（左盆腔 0/7，右盆腔 0/12，右髂内 0/1，右髂总 0/2）。术后诊断为宫颈混合型腺神经内分泌癌 I B1 期。术前盆腔 MRI 示宫颈占位（图 135）。术后于我科给予盆腔大野放疗及 EP 方案化疗 6 周期，之后口服替吉奥维持治疗。近期复查头颅 MRI 及胸腹盆 CT 等检查未见复发转移征象（图 136）。

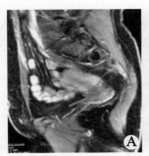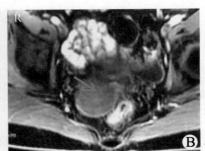

A：矢状位　　　　　　　　B：横断位

图 135　MRI 示子宫颈增大，内有不规则肿块

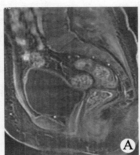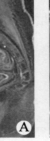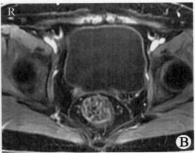

A：矢状位　　　　　　　　B：横断位

图 136　MRI 示广泛性子宫切除 + 双侧附件切除术后未见复
　　　　发转移征象

病例分析

　　神经内分泌肿瘤（NEN）是一种起源于神经内分泌细胞的高度异质性肿瘤。近年来发病率持续升高，0.89/10 万 ~ 5.25/10 万。NEN 根据胚胎起源分为前肠、中肠及后肠 NEN。临床常见发病部位有胃肠、胰腺、肺、胸腺、宫颈等，其中胃肠 NEN 最常见，占所有 NEN 的 50% 左右。同时根据是否产生激素相关症状分为功能性肿瘤和非功能性肿瘤。胃肠 NEN 最常见的激素相关症状为类癌综合征和卓 - 艾综合征。

NEN 因高度异质性，临床上根据分化程度及增殖活性（Ki-67 指数或增殖指数）分为高分化的神经内分泌瘤（NET-G1/G2），低分化神经内分泌癌（NEC-G3）。近期将 Ki-67 指数 20%~60% 但形态学分化良好的命名为高增殖活性 NET（NET-G3）。NEN 在全身各器官均可发病，不同部位的 NEN 组织学上不易区分，仅凭病理无法明确原发部位，影像学评估原发灶及远转部位尤为重要，主要包括 CT/MRI 及 PET/CT。治疗上强调多学科协作模式，现有治疗手段包括：手术、生长抑素类似物（SSAs）、细胞毒化疗药物、分子靶向治疗、肽受体介导放射性核素治疗（PRRT）。按治疗目的分为控制激素症状的药物和控制肿瘤生长的药物。

宫颈 NEC 是一种罕见的宫颈恶性肿瘤，1957 年由 Reagan 首次报道。发病率低，在宫颈肿瘤中占比 2% 以下。宫颈 NEC 与 HPV 感染高度相关约占比 85%。发病中位年龄为 45~50 岁。首诊症状同宫颈鳞癌，极少数患者合并神经内分泌症状。此病侵袭性强、恶性度高，即使早期亦可发生转移。其淋巴结阳性率 40%~50%，而非神经内分泌宫颈癌淋巴结阳性率为 10%~15%，预后明显差于同期别的宫颈鳞癌。治疗上缺乏前瞻性研究数据，为该病治疗带来巨大挑战。因其较差的生存，即使 I 期，术后辅助治疗亦非常重要。临床上基本参照 FIGO 分期治疗原则，并借鉴了小细胞肺癌的治疗经验。I~IIA 期，根治性手术联合化疗；IIB~IV 期以放化疗为主。鉴于该病高侵袭性，指南强调综合治疗，对于混有鳞癌或腺癌成分，只要存在神经内分泌癌成分，均应按照 NEC 的治疗原则进行。常用化疗方案为 EP、IP 方案。I~II 期宫颈 NEC 的 5 年 OS 为 30%~50%，进展期预后更差，仅为 0~6%，有远处转移的 5 年 OS 为 0。

有研究报道早期宫颈 NEC 能从手术获益。早期根治术后 5 年

OS 为 28%，未手术者为 24%。对于小于 4cm 肿瘤推荐首先行全宫切除 + 盆腔淋巴结清扫 +／- 双附件切除术。即使 I 期，术后也应考虑辅助化疗。Boruta 等研究数据显示，无论是否存在淋巴结转移，辅助化疗均能提高生存。也有研究报道，早期患者接受术后 EP 方案化疗组 3 年无瘤生存率高达 83%，而未化疗组为 0，再次强调了化疗的基石地位。对于进展期患者推荐同步放化疗或化疗。常见远转部位为肺、骨。由于 90% 以上宫颈 NEC 表达 VEGF，因此，除常用方案之外，抗血管靶向治疗也是一个重要研究方向。

众所周知，局限期小细胞肺癌获益于胸部放疗，同样放疗也可改善宫颈鳞癌或腺癌的生存。但宫颈 NEC 放疗地位目前存在争议，尤其对于早期、手术质量较高的患者，辅助放疗的地位不及化疗。对于手术难度大、切除不满意、高危复发风险的患者可考虑加局部放疗。同时文献报道肺外 NEC 的脑转移发生率远低于小细胞肺癌，故不常规做脑预防照射。

此患者为体检发现，临床上无激素相关伴随症状，FIGO 临床分期为 I 期。早期患者生存主要获益于手术及化疗。根治术后病理回报宫颈混合型腺神经内分泌癌，清扫淋巴结未见转移。按照指南，因含有神经内分泌癌成分，应按照 NEC 的治疗原则给予治疗。术后给予 EP 方案化疗 6 周期。考虑其 Ki67 指数较高且此病盆腔淋巴结阳性率较高，故给予盆腔淋巴引流区预防照射。治疗后可考虑抗血管靶向治疗维持。

📋 病例点评

1. 宫颈神经内分泌癌，恶性度高，即使早期也极易出现淋巴结转移，生存显著差于普通宫颈癌。即使 I 期的患者，根治术后辅助化疗的地位也十分重要。有研究显示早期宫颈 NEC 患者至少 5 周期化疗能提高 5 年无复发生存率。对于淋巴结转移高危的患者还应加盆腔放疗。

2. 化疗后临床上可选择给予患者单药维持治疗以减少疾病复发。但对于化疗后维持治疗目前尚缺乏大规模的临床研究证据。

3. 在同期放化疗期间需要强调营养支持的重要性，此患者出现了较为严重的血液学毒性。在营养支持的基础上，经积极升白细胞处理后指标均可改善。

4. 此病恶性度极高，即使早期预后也极差，FIGO 分期对判断预后的意义不大。

参考文献

1. 徐匆，狄文，李卫平. 宫颈神经内分泌癌诊治困惑与对策. 中国实用妇科与产科杂志，2017，33（4）：342 – 346.

2. Pei X, Xiang L, Ye S, et al. Cycles of cisplatin and etoposide affect treatment outcomes in patients with FIGO stage Ⅰ – Ⅱ small cell neuroendocrine carcinoma of the cervix. Gynecologic Oncology，2017，147（3）：589 – 596.

（刘莹　何晓瑜　整理）

032 子宫内膜癌多发转移1例

病例介绍

患者，女，42 岁，身高 165cm，体重 82kg。PS 评分 1 分。2015 年 12 月 13 日月经来潮，量多，色暗红，伴凝血块，伴头晕，乏力，耳鸣，腰困，腹部憋胀感；于 2016 年 1 月 4 日就诊于我院妇科门诊，行妇科彩超示：宫腔内不均质回声区，约 6.32cm × 4.19cm，考虑子宫内膜病变；行分段刮诊术，病理检查：（宫腔刮出物）考虑中 - 低分化子宫内膜样癌，建议手术治疗。2016 年 1 月 28 日于我院妇科行全子宫 + 双侧附件切除术 + 盆腔淋巴结清扫 + 腹主动脉旁淋巴结清扫 + 盆腔粘连松解术，术后病理示：低分化子宫内膜样癌，各组淋巴结均未见癌转移。2016 年 2 月 15 日于我科行子宫内膜样腺癌ⅠB（G3）期术后盆腔大野前后对穿放射治疗 Dt 32Gy/2Gy/16f，子宫内膜癌术后盆腔大野挡铅前后对穿放射治疗 Dt 20Gy/2Gy/10f，并给予顺铂 50mg 周方案同步化疗。2017 年 8 月 24 日因出现咳嗽，咳痰，行胸部增强 CT 示左肺上叶间后段及右肺上叶尖段、下叶外基底段均可见大小不一的结节样高密度影，密度欠均，边界尚清，较大者位于右肺上叶尖段，大小约 2.05cm × 1.60cm，CT 值约 22 ~ 30HU，增强扫描病灶明显强化，肺门及纵隔未见肿大淋巴结，双侧胸膜无增厚，双侧胸腔未见液体密度影（图 137）。

2017 年 8 月 29 日始给予 DP 方案化疗（多西他赛 120mg d1，顺铂 40mg d1 ~ d3），之后甲地孕酮片 160mg 每日维持治疗。2018 年 3 月 19 日于北京某三甲医院行肺部伽玛刀治疗。2018 年 5 月 14

笔记

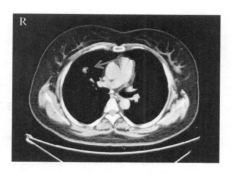

图 137　胸部增强 CT 示右肺上叶 2.05cm×1.60cm 肿块

日因发热、咳嗽、咳痰复查胸部 CT：双肺可见多发片状密度增高影，密度不均，边界不清，所见各支气管管腔通畅，肺门及纵隔未见肿大淋巴结，双侧胸膜无增厚，双侧胸腔未见液体密度影。给予消炎、抗感染、止咳、化痰等对症支持治疗，症状好转出院（图 138）。2018 年 6 月 29 日复查胸部增强 CT 示双肺结节样及斑片状高密度影，考虑炎性病变（图 139）。

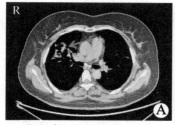
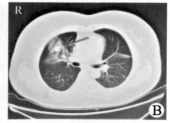

A：纵隔窗　　　　　　　　　　B：肺窗

图 138　胸部增强 CT 示右肺中叶斑片状密度增高影

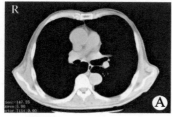
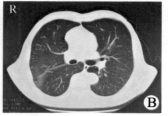

A：纵隔窗　　　　　　　　　　B：肺窗

图 139　胸部增强 CT 示右肺中叶炎性病变

病例分析

子宫内膜癌的病因尚不清楚，近年来呈现年轻化的趋势，40 岁以下患病率上升；该患者患病时 39 岁，以不规则阴道出血就诊，这是子宫内膜癌最多见、最重要的症状；妇科彩超检查对诊断很有帮助，如子宫内膜增厚超过 10mm 者，有 10%～20% 为癌，还能观察子宫的血流情况，阴道超声对子宫内膜癌肌层浸润的诊断准确率在 80% 以上。当然最终诊断还要看病理组织学检查，子宫内膜活检及分段诊断性刮宫均可明确病理。根据 WHO 肿瘤分类，子宫内膜癌病理分型分为子宫内膜样腺癌、黏液癌、浆液性腺癌、透明细胞癌、神经内分泌肿瘤、混合性癌、未分化癌、去分化癌；其中子宫内膜样腺癌最多见，腺鳞癌的恶性程度最高。

子宫内膜癌也称为宫体癌，是发生于子宫内膜腺上皮的癌，占子宫体的 90%，发生可能与年龄、不育症、绝经迟、肥胖症、糖尿病及高血压、多囊卵巢及分泌激素的卵巢肿瘤、外源性激素等有关。子宫内膜癌可发生在子宫的内膜的任何部位，但子宫底部及子宫两角处多见，后壁多于前壁，其生长方式有 2 种，一种是局限型生长，为较小的孤立病灶，常为早期癌；另一种是弥漫型生长，累及子宫内膜的面积较广；可沿子宫内膜向四周蔓延，也可通过宫颈管种植到阴道内，通过输卵管可达盆腔，在腹膜、膀胱、子宫直肠窝、直肠等处种植；淋巴结转移无逐级规律性，盆腔淋巴结阴性者可能已经发生腹主动脉旁淋巴结转移。治疗手段包括手术、放疗和化疗以及综合治疗。Ⅰ期患者手术是首选，根据 NCCN 指南提出病理证实为ⅠA 期 G1 的患者可进行保留生育功能的治疗，其他有高危因素的患者不推荐保留生育功能的治疗。

根据 FIGO 子宫内膜癌手术 – 病理分期，≥1/2 肌层受累为 I B 期，低分化为 G3，该患者诊断子宫内膜样腺癌 IB（G3）期。I 期手术治疗是首选手段，手术治疗可以直接切除癌灶及其周围浸润组织，能发现临床检查不易发现的危险因素，如腹腔和盆腔内的转移、淋巴结的转移、子宫颈及子宫肌层受侵程度以及腹水的有无等，便于术后放疗或化疗等综合治疗方案的制定。

　　放射治疗适用于各期子宫内膜癌的治疗，方式包括体外照射及腔内照射 2 部分，后装内照射采用 A、F 两个点作为剂量参照点来评估放疗剂量分布的合理性；外照射主要负责其蔓延及转移区的治疗，可采用盆腔大野前后对穿照射，也可行盒式技术，但现在更多用适形照射；I、II 期子宫内膜癌术前可给予半量腔内照射，照射后 2 周内手术；III、IVA 期应以放疗为主，给予全量腔内及体外照射，疗后 8～10 周仍有肿瘤残存有手术可能者，行手术探查，争取根治切除或减瘤术。术后放疗最好在术后 12 周内进行，IBG3 或更晚期的需术后盆腔放疗，具有不良预后因素者可考虑化疗提高 PFS，但对总生存没有影响。子宫内膜癌的预后与淋巴结转移情况及病理类型、扩散部位、肿瘤体积、年龄等多种因素有关。有淋巴结转移的 5 年生存率只有无淋巴结转移者的一半；所有病理类型中内膜腺癌的 5 年生存率最高可达 87.5%，而透明细胞癌最低只有 44.2%；肿瘤体积 >2cm 的发生淋巴结转移率比 <2cm 者高出近 4 倍，淋巴血管间隙受侵者盆腔和腹主动脉旁淋巴结转移率明显增高，若子宫下段受侵其淋巴结转移率也明显高于没有子宫下段受侵者。

　　子宫内膜癌典型的复发部位在盆腔、腹主动脉旁淋巴、阴道和肺，不典型部位，如腹腔外部位、腹腔内脏器、骨、脑、腹壁和肌肉等，锁骨上淋巴结转移比纵隔和腋窝淋巴结转移更常见，多发生

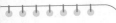 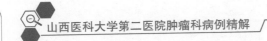
在左侧；若局部区域复发可进行手术探查，切除病灶，或放疗；若盆腔放疗后复发，建议以手术为主，避免再次根治性放疗导致严重的并发症，后续全身化疗、激素治疗；对孕激素治疗无效者，约20%对他莫昔芬治疗有效。

📋 病例点评

1. 该患者肺转移灶偏小取材困难，欠缺病理，行PET-CT检查可完善佐证，行化疗后肺转移灶明显缩小，治疗效果显著。

2. 局部残留病灶行伽马刀治疗，伽马刀治疗单次剂量大，容易出现放射性肺炎甚至放射性肺纤维化，合并咳嗽、咳痰、发热需和肺部感染鉴别诊断，积极消炎、抗感染对症治疗。

3. 如盆腔大野放疗改为调强放射治疗，放射性直肠炎、放射性膀胱炎等并发症会明显降低。

参考文献

1. 李晔雄. 肿瘤放射治疗学（第5版）. 北京，中国协和医科大学出版社，2018：1420-1441.

2. 美国国家综合癌症网络. NCCN临床实践指南：子宫内膜癌（2016. V2）. 美国，好莱坞：第21届美国国家综合癌症网络年会，2016.

3. 中国临床肿瘤学会指南工作委员会. 中国临床肿瘤学会（CSCO）子宫内膜癌诊疗指南2016. V1. 北京：中国临床肿瘤学会指南发布会，2016.

4. Meyer LA, Bohlke K, Powell MA, et al. Postoperative Radiation Therapy for Endometrial Cancer: American Society of Clinical Oncology Clinical Practice Guideline Endorsement of the American Society for Radiation Oncology Evidence-Based Guideline. J Clin Oncol, 2015, 33 (26): 2908-2913.

5. 马丁，沈铿，崔恒. 常见妇科恶性肿瘤诊治指南（第5版）. 北京：人民卫生出版社，2016.

6. Schwarz JK, Berwal S, Esthappan J, et al. Consensus statement for brachytherapy

笔记

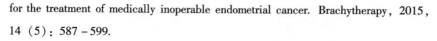
for the treatment of medically inoperable endometrial cancer. Brachytherapy, 2015, 14 (5): 587 - 599.

7. Kurra V, Krajewski KM, Jagannathan J, et al. Typical and atypical metastatic sites of recurrent endometrial carcinoma. Cancer Imaging, 2013, 13: 113 - 122.

8. Colombo N, Preti E, Landoni F, et al. Endometrial cancer: ESMO Clinical Practice Guidelines for diagnosis, treatment and follow-up. Ann Oncol, 2011, 22 (Suppl 6): vi35 - vi39.

（王志慧　整理）

033 复发性卵巢癌综合治疗1例

病例介绍

患者，女，65岁，身高163cm，体重65kg。PS评分1分。2012年3月扪及腹部肿块，无恶心、呕吐、腹痛、腹胀等症状，2012年3月21日就诊当地诊所，行妇科彩超示子宫肌瘤，未治疗。2012年4月5日就诊当地医院，行妇科彩超示子宫体前位，大小约6.3cm×5.0cm，外形不规则，肌层切面回声不均匀，内可见低回声结节，大小约2.6cm×2.1cm，内膜不厚；右侧附件区可见大小约8.3cm×6.6cm的囊实性肿块，边界欠规整，左侧附件区未见明显异常回声。2012年4月13日在我院妇科行全麻下肿瘤减灭术，术后病理结果回报为右侧卵巢浆液性乳头状囊腺癌（低分化），肿瘤大部分呈实性；诊断右侧卵巢浆液性乳头状囊腺癌ⅡB期G3，术后行PC方案（紫杉醇300mg d1，卡铂400mg d1）化疗7周期，末次化疗时间2012年11月29日。之后定期复查。2018年7月19日复查胸腹盆腔CT示右侧附件区可见一团块状软组织密度影，大小约4.4cm×3.7cm×3.0cm，密度不均，其内可见液化坏死区，边界清晰，盆腔内未见明显肿大淋巴结（图140）。肿瘤系列：CA125 363.18kU/L。

2018年7月14日全身PET-CT示右侧卵巢癌双附件及子宫全切术后，右侧盆腔高代谢软组织肿块，考虑局部复发，骶骨局限性代谢增高，考虑转移可能。诊断明确，给予盆腔肿块调强放射治疗Dt 60Gy/2Gy/30f，同步化疗6周期（多西他赛120mg d1，奈达铂40mg d1～d3）。2018年9月11日化疗2周期后复查盆腔CT示右侧

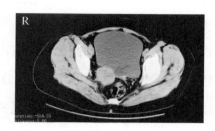

图 140　盆腔 CT 示右侧附件区 4.4cm×3.7cm×3.0cm 肿块

附件区可见一团块状混杂密度结节影，最大层面约 2.5cm×2.0cm，密度不均，边界不清，盆腔内未见明显肿大淋巴结（图 141）。2018 年 10 月 20 日化疗 5 周期后复查盆腔 CT 示膀胱充盈良好，膀胱壁未见明显增厚，膀胱腔未见明显异常，子宫及双侧附件未见明确显影，盆腔内未见明显肿大淋巴结影（图 142）。CA125<3.00kU/L。

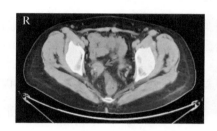

图 141　盆腔 CT 示右侧附件区 2.5cm×2.0cm 肿块

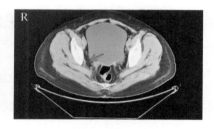

图 142　盆腔 CT 示右侧附件区肿块消失

病例分析

卵巢癌发病原因尚不清楚，发病率呈逐年上升的趋势，病死率高居生殖道肿瘤之首。约 10% 的卵巢癌与遗传因素有关，目前已知的遗传相关卵巢癌综合征包括以下 3 种：①遗传性乳腺癌卵巢癌综合征，与 *BRCA1* 和 *BRCA2* 基因突变有关，是最常见的遗传性卵巢癌；②Lynch 综合征，与 *MLH1*、*MSH2*、*MSH6* 和 *PMS2* 基因突变有关，携带这些基因突变的女性发生结肠癌、子宫内膜癌和卵巢癌的风险增加，若发生卵巢癌，病理类型通常为子宫内膜样癌或透明细胞癌。③ARID1 遗传性突变与卵巢透明细胞癌和子宫内膜样癌相关。

盆腔照射是卵巢癌术后治疗的主要方法，但现在不主张术后全腹加盆腔放疗预防照射，一是副作用大，肠梗阻并发症高达 10%；二是并未改善生存率。术后化疗在卵巢癌的治疗中具有重要的作用，所有 Ⅱ 期以上患者都需接受辅助化疗，紫杉醇 + 卡铂成为首选方案，早期患者推荐给予 3 ~ 6 个周期化疗，晚期患者推荐给予 6 ~ 8 个周期化疗。复发卵巢癌如果对铂类耐药，常对放疗也同样不敏感，但一些临床资料表明，体外放疗对顺铂抗拒的卵巢癌患者仍能起到有效的姑息治疗作用，放疗后肠道并发症是限制其应用的主要原因。该患者局部复发，给予同步放化疗，调强放射治疗明显提高治疗靶区的剂量，减少周围正常组织损伤，与化疗起到协同作用。

患者 6 年前自己扪及腹部肿块就诊，妇科彩超示右侧附件区囊实性肿块，全麻下行肿瘤减灭术，术后病检结果回报为右侧卵巢浆液性乳头状囊腺癌（低分化）。术中可见右侧卵巢肿瘤已蔓延至乙状结肠表面，无区域淋巴结转移，无全身远处转移，根据 NCCN 指南卵巢癌 TNM 和 FIGO 分期系统（第八版）为 $T_{2b}N_0M_0$ ⅡB 期。最新指南中取消了 ⅡC 期，以及 ⅡA、ⅡB 中的腹水或腹腔冲洗液中找到恶性肿瘤细胞；如果只有乙状结肠表面受累，分期仍为 Ⅱ 期，如果肿瘤通过肠壁侵袭至肠道黏膜，则应升级至 ⅣB 期。卵巢癌的病理分类较多较杂，主要分为上皮性肿瘤、生殖细胞肿瘤、性索间质肿瘤和其他肿瘤。其中上皮性肿瘤中浆液性囊腺癌占 75% ~ 80%；根据 NCCN 指南，卵巢癌的初次手术包括全面的分期手术及肿瘤细胞减灭术，全面分期手术针对早期的卵巢癌患者，即影像学检查未发现明显盆腔外转移者；肿瘤细胞减灭术适用于已有卵巢外转移的患者，手术的目的在于最大程度的切除所有肉眼可见的肿瘤，减低肿瘤负荷，提高化疗疗效，改善预后。所有Ⅱ期以上的患者均应接受辅助化疗，化疗方案紫杉醇＋卡铂为 1 类推荐，给予 6 ~ 8 个周期化疗。该患者 6 年前诊断右侧卵巢浆液性乳头状囊腺癌ⅡB 期，行肿瘤细胞减灭术，并且术后给予紫杉醇联合卡铂方案化疗 7 周期，诊断及治疗规范，疗效较好，PFS 达 6 年；今年复查时发现局部复发，大小约 4.4cm × 3.7cm × 3.0cm，但盆腔淋巴结无肿大，无远处转移证据；CR 停止化疗后≥6 个月复发的，属于铂类敏感型，治疗上仍以铂类为基础的化疗；化疗方案还可选择紫杉醇类＋卡铂或顺铂，或吉西他滨、多柔比星、伊立替康等药物，对于无法耐受细胞毒性药物或使用这些药物效果不佳的患者，使用他莫昔芬或AI 类内分泌治疗，复发卵巢癌加入放疗对较小的孤立病灶可取得较好的疗效。该患者复发后给予同步放化疗方案，病灶缩小明显，甚至消失，化疗耐受性好，放疗过程顺利，无放疗并发症发生。

⊞ 病例点评

1. 该患者出现复发，建议复发灶进行二次活检，明确病理诊断，是复发还是第二原发？明确是局部复发，局部调强放疗和手术均可获益，该患者二次手术风险较大，同步放化疗可取得同手术相当的疗效。若能行基因检测则更加完善，为后续治疗提供更多依据及可能性。

2. 全身 PET-CT 检查非常必要，若出现广泛转移，则不能局部放疗或手术治疗。

3. 后续可口服奥拉帕尼维持治疗，奥拉帕尼可用于铂类敏感的复发性卵巢癌，不论患者是否有 *BRCA1/2* 突变，无需基因检测，均能使患者受益。

参考文献

1. 李晔雄 肿瘤放射治疗学（第5版）. 北京：中国协和医科大学出版社，2018：1445 – 1454.

2. 美国国家综合癌症网络. NCCN 临床实践指南：卵巢癌（2018. V2）. 美国，奥兰多：第 23 届美国国家综合癌症网络年会，2018.

3. 中国临床肿瘤学会指南工作委员会. 中国临床肿瘤学会（CSCO）卵巢癌诊疗指南 2018. V1. 江苏，南京：中国临床肿瘤学会指南发布会，2018.

4. 美国肿瘤学会. ASCO 2018 卵巢癌专家诊疗共识. 美国，芝加哥：美国肿瘤学会年会，2018.

5. Rochet N，Kieser M，Sterzing F，et al. Phase Ⅱ study evaluating consolidation whole abdominal intensity-modulated radiotherapy（IMRT）in patients with advanced ovarian cancer stage FIGO Ⅲ-The OVAR-IMRT-02 Study. BMC Cancer，2011，11：41 – 46.

6. Ray-Coquard I，Morice P，Lorusso D，et al. Non-epithelial ovarian cancer：ESMO Clinical Practice Guidelines for diagnosis，treatment and follow-up. Ann Oncol，2018，29（Supplement 4）：iv1 – iv18.

7. Moore K，Colombo N，Scambia G，et al. Maintenance Olaparib in Patients with Newly Diagnosed Advanced Ovarian Cancer. N ENG J MED，2018，379（26）：2495 – 2505.

（王志慧　整理）

034. 遗传性乳腺癌－卵巢癌综合征 1 例

病例介绍

患者，女，56 岁。PS 评分 1 分。家族史：其母亲及祖母均患卵巢癌，祖母已故，母亲 50 余岁发病，曾于我院治疗。患者于 2016 年 5 月发现右乳肿块，右乳穿刺病理示浸润性导管癌，脉管内可见癌栓，中分化（组织学分级：3＋2＋2）。免疫组化示：ER（80%，3＋），PR（20%，2＋），CerbB-2（2＋），P53（个别细胞＋），E-Casherin（膜＋），P120（膜＋），Ki-67（40%，＋）。5 月 15 日行右乳癌改良根治术。术后病理回报：符合浸润性乳腺癌（肿块大小 2.0cm×1.8cm×1.2cm），中分化（组织学分级：3＋2＋1），多处脉管内可见癌栓，可见癌组织包绕神经，周围乳腺腺病，部分导管扩张，乳头、表面皮肤及基底均未见癌，腋窝淋巴结可见癌转移（24/34），右侧腋顶部送检淋巴结可见癌转移（4/5），右侧胸大小肌间组织送检纤维脂肪组织未见癌（图 143）。

在院期间行妇科彩超：左卵巢内实性低回声区（卵巢肿瘤？），5 月 30 日于妇科行腹腔镜下探查术＋开腹子宫全切术＋双侧附件切除术＋盆腔及腹主动脉旁淋巴结切除术＋大网膜切除术＋阑尾切除术＋盆腔粘连松懈术。术后病理结果：双侧低分化浆液性癌，免疫组化结果：ER（80%，2＋），PR（10%，局部 2＋），Ki67（60%，＋），PAX-8（部分＋），WT1（部分＋），BRAF V600E（－），CD34（＋），D2-40（－），CK7（＋），CK20（－），CDX-2（－），Villin（－），P53（无意义突变）。微卫星不稳定性检测：

MLH1（80%，2 +），PMS2（50%，+），MSH2（80%，2 +），MSH6（80%，3 +）。送检各组淋巴结均未见癌转移（图144）。术后予以多周期蒽环类联合铂类及序贯紫衫类药物化疗。2016 年 12 月行右侧乳腺癌术后局部放疗。2018 年 2 月阴道残端局部复发（图145）。行吉西他滨联合奈达铂化疗 4 周期，复发病灶消失（图146）。

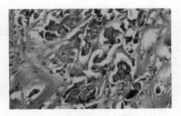

图 143　浸润性导管癌（HE ×800）

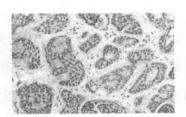

图 144　低分化浆液性癌（HE ×400）

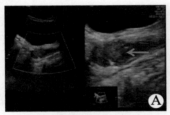

A：阴道残端处可见34.5mm× 22.5mm低回声区

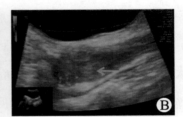

B：可见散在血流信号

图 145　超声示阴道残端复发病灶

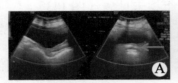

A：阴道残端尚光整

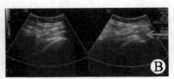

B：可见散在血流信号

图 146　超声示阴道残端复发病灶消失

病例分析

遗传性乳腺癌 – 卵巢癌综合征（HBOC）是指一个家族中有 2

个一级亲属或 1 个一级亲属和 1 个二级亲属患乳腺癌或卵巢癌。遗传性乳腺癌 – 卵巢癌综合征为常染色体显性遗传，有多变的遗传外显特性，明确的遗传性乳腺癌 – 卵巢癌综合征者，在病理分类上以浆液性囊腺癌为主。*BRCA1*、*BRCA2* 基因分别位于染色体 17q21 和 13q12-13 上，属抑癌基因，编码的蛋白参与 DNA 修复、转录、修饰、细胞周期调控，加速 DNA 损伤细胞的凋亡，抑制细胞癌变。约 10% 的卵巢癌与遗传因素有关。有乳腺癌遗传倾向的家族中，乳腺癌患者或其一、二级血亲中有 2 个或 2 个以上的卵巢癌患者，则此家族属于遗传性乳腺癌 – 卵巢癌综合征家族。20 世纪 50 年代首次出现家族性卵巢癌的文献报道，Lynch 等于 1972 年首次描述了乳腺癌 – 卵巢癌综合征，并于 1992 年定义了 3 种明确的遗传性卵巢癌综合征：①遗传性非息肉性结肠直肠癌综合征（即 Lynch Ⅱ 型）；②遗传位点特异性卵巢癌综合征；③遗传性乳腺癌 – 卵巢癌综合征。后者为 3 种综合征中最为常见的一种。

该病例分析要点有二：①患者几乎为乳腺癌及卵巢癌同时发病，且有一级亲属，其母亲为卵巢癌患者，为遗传性乳腺癌 – 卵巢癌综合征，已向患者女儿说明有可能携带 *BRCA1* 和 *BRCA2* 基因，建议检测。②阴道残端复发后，患者曾一度想放弃治疗，经过积极鼓励，4 周期化疗后病灶完全消失，重拾生存的信心，可见在肿瘤患者治疗中人文、心理关怀的重要性。

🔲 病例点评

1. 遗传性乳腺癌 – 卵巢癌综合征在临床中时有病例出现，在诊治肿瘤过程中，询问家族史显得尤为重要，在发现这部分患者后，建议其一级甚至二级亲属行相关基因检测，更好的防范肿瘤发生，做到早预防。

2. 该患者为围绝经期女性，患病后普遍心理负担较重，该患者在疾病局部复发后情绪极其沮丧，认为自身患两种肿瘤，曾丧失治疗信心，经过心理关怀疏导，4个周期化疗后，病灶消失。

3. 该患者影像学提示局部复发，通过化疗病灶消退达 CR。局部复发的患者，单纯化疗很难根治，明确是否存在其他转移病灶（PET-CT）联合局部治疗（如局部放射治疗等），达到根治的目的。

参考文献

1. 李晔雄．肿瘤放射治疗学（第5版）．北京：中国协和医科大学出版社，2018：1445－1447.

2. 张远丽，陈明明，张师前．2017 ACOG《遗传性乳腺癌卵巢癌综合征》指南解读（卵巢癌篇）．中国实用妇科与产科杂志，2017，33（11）：1164－1166.

3. 美国肿瘤学会．ASCO 2018 卵巢癌专家诊疗共识．美国，芝加哥：美国肿瘤学会年会，2018.

4. 美国国家综合癌症网络．NCCN 临床实践指南：卵巢癌（2018. V2）．美国，奥兰多：第23届美国国家综合癌症网络年会，2018.

5. Skirnisdottir I，Nordqvist S，Sorbe B，et al. Is adjuvant radiotherapy in early stages（FIGO Ⅰ－Ⅱ）of epithelial ovarian cancer a treatment of the past. Oncol Rep，2005，14（2）：521－529.

6. 中国临床肿瘤学会指南工作委员会．中国临床肿瘤学会（CSCO）乳腺癌诊疗指南 2018. V1. 江苏，南京：中国临床肿瘤学会指南发布会，2018.

7. Solin LJ，Gray R，Baehner FL，et al. A multigene expression assay to predict local recurrence risk for ductal carcinoma in situ of the breast. J Natl Cancer Inst，2013，105（10）：701－710.

（冯静　整理）

笔记

第七章
骨和软组织肿瘤

035 右前臂滑膜肉瘤综合治疗1例

📋 病例介绍

　　患者，男，54岁。主因右前臂滑膜肉瘤术后16月余，复发1月余，于2014年3月6日第1次到我院就诊。患者2007年无意间发现右前臂约1.0cm×1.0cm无痛性肿块，进行性增大至约5.0cm×5.0cm。2012年10月12日于外院行右前臂肿块切除术，术后病理示梭形细胞肉瘤，考虑滑膜肉瘤（图147）。免疫组化：瘤细胞AE1/AE3（部分+），EMA（部分+），Bcl-2（+），Calponin（部分+），SMA（−），S-100（部分+），Ki-67（约50%，+），CD34（−）。同年10月23日于外院行表柔比星+异环磷酰胺方案化疗4周期，之后行局部扩大切除术，术后上述方案化疗2周期。2013年10月初再次发现右前臂切口周围约 3.0cm×3.0cm 大小肿块，渐进性增大至 10.0cm×8.0cm。2014 年 4 月就诊于我院，行右上臂彩超（图 148）、右上臂 X 线检查（图 149）、右上臂 CT 检查（图 150）检查提示右上臂滑膜肉瘤术后，局部复发。同年 4 月 25 日于我院骨科全麻下行右肩部滑膜肉瘤术后复发瘤体切除术，术后病理回报：右肩部滑膜肉瘤，伴灶状出血，囊性变（图 151）。免疫组化：CK（+），Vim（+），Bcl-2（+），Calponin（+），CD99（-），S-100（-），Desmin（-），Ki67（10%，+）。建议放疗、化疗，患者及家属拒绝。定期复查，病情稳定。2017 年 6 月初再次发现右前臂肿块，进行性增大，同年 11 月 6 日于外院行右前臂滑膜肉瘤术后 2 次复发瘤体切除术，术后病理提示滑膜肉瘤。2017 年 12 月 25 日入我科，给予吉西他滨+多西他赛方案化疗 4 周期，具体用药方案为：吉西他滨 1200mg，d1，d8，多西他赛 120mg，d8，目前病情稳定。

图 147　术后病理示梭形细胞肉瘤（免疫组化 ×100）

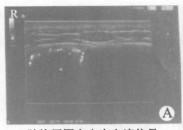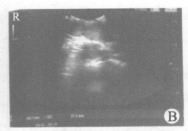

A：肿块周围有丰富血流信号　　B：右上臂肿块大小与周围组织
　　　　　　　　　　　　　　　　　关系

图 148　右上臂局部彩超示手术切口外下方皮下可见低回声肿块，
　　　　大小约 10.0cm×8.0cm×3.7cm，界限清，有包膜

笔记

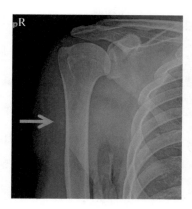
图 149　右上臂 X 线示右侧肱骨上段占位性病变

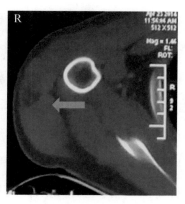
图 150　右上臂 CT 示右侧肱骨上段占位性病变，考虑复发可能

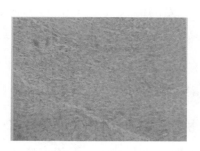
图 151　2017 年 11 月 6 日术后病理：右肩部滑膜肉瘤，伴灶状出血，囊性变（免疫组化 ×100）

病例分析

　　滑膜肉瘤由 Simon 于 1865 年首次报道，1934 年 Sabrazes 等在光学显微镜下发现与滑膜组织类似外观，命名为"滑膜肉瘤"。所谓的滑膜肉瘤既不是滑膜细胞来源的，也没有向滑膜细胞分化。其好发于关节附近软组织，是一种伴有部分上皮分化的恶性间叶肿瘤，约占全部软组织肉瘤的 8%~10%。此类型肉瘤可发生于任何年龄，主要好发于 15~45 岁，高峰期在 30~40 岁，男性略多于女性，男女比例为 1.2∶1。大多数滑膜肉瘤发生于四肢深部软组织，尤其是

下肢，如膝关节周围、足、小腿和踝部，肿瘤虽然靠近关节、腱鞘和滑囊，但极少累及关节腔和滑膜，小部分病例可发生于心、肺、肾、前列腺和小肠等。滑膜肉瘤患者症状无明显特异性，早期通常表现为深部无痛性肿块，边界不清，活动度差，后期肿块逐渐增大可出现疼痛，严重时压迫周围组织，出现相应的症状和体征，压迫关节周围者可引起关节功能障碍。滑膜肉瘤最常见的转移部位是肺，有时也可转移至肝和脑，大量的胸膜转移是滑膜肉瘤最主要的死因。一般来说，年龄 <20 岁，肿块 <5cm，肿瘤位于外周，分化较好的滑膜肉瘤预后相对较好，5 年生存率为 60%~80%；而有转移，肿瘤 >5cm，分化差的滑膜肉瘤 5 年生存率低于 30%。在影像学方面，CT 具有良好的空间分辨力，有助于更好识别肿瘤内钙化及局部骨质变化。表现为病变密度类似于肌肉，大多数病变可见坏死、囊变。增强扫描病变呈异质强化，有助于区分增强前的囊性变或血肿。MRI 是软组织肿瘤最常见的影像检查之一，被认为是软组织肿瘤检测和分期的最佳选择方式。滑膜肉瘤的诊断"金标准"为病理组织学及免疫组织化学，病理组织学通常表现为多结节状肿块，直径 1~15cm，肉眼观察显示肿瘤边界较清楚，灰粉色、实性、质硬，可伴有局灶钙化，偶见囊变，囊内含黏液或血液，分化差的滑膜肉瘤常可见出血、坏死。显微镜下，滑膜肉瘤可分 3 种：双相性、单相性及分化差的滑膜肉瘤，分化差的滑膜肉瘤预后较差，较早发生淋巴结或肺转移。90% 以上的滑膜肉瘤可以局灶性表达上皮细胞标记，如细胞角蛋白（CK）及上皮细胞膜抗原（EMA），分化差的滑膜肉瘤通常 EMA 表达阳性，而 CK（AE1/AE3）表达阴性，滑膜肉瘤也可以表达一些细胞间粘附分子如 E-cadherin 和 catenin 家族蛋白。除了上皮细胞标记，滑膜肉瘤还表达其他蛋白分子，如 bcl-2、TLE1、Calponin、S-100、CD117、Desmin

及 SMA 等。滑膜肉瘤的诊断需要遵循一个原则，即临床 - 影像 - 病理相结合，综合骨肿瘤科医师、影像科及病理科医师的意见来综合做出最后诊断。滑膜肉瘤的治疗主要参照软组织肉瘤，依据 NCCN 指南（2018 版）。

1. 手术是大多数肉瘤的标准初始治疗，但因为手术后局部复发风险很高，需术后联合放疗及化疗。根据软组织肉瘤分期不同，治疗策略也不尽相同。对于I期患者，手术是主要的治疗方式，如果切缘 >1cm 或深筋膜完整，则不需要其他治疗。但若IB 期患者术后切缘 ≤1cm，则强烈建议行辅助放疗。Ⅱ~Ⅲ期患者，有 3 种情况：①若肿瘤可行手术切除且无明显功能影响，可直接手术或进行术前新辅助化疗、放疗或放化疗，术后可再进行辅助放疗或化疗。②若肿瘤可行手术切除但会影响术后功能，应行进行术前新辅助化疗、放疗或放化疗，之后再进行手术，术后可考虑进行辅助放疗或化疗。③若肿瘤不可行手术切除，则进行化疗、放疗、放化疗或肢体灌注治疗。若肿瘤经治疗后转为可切除则行手术；若仍不可切除可选择根治性放疗、化疗、姑息性手术等方法。目前很多治疗中心通过术前化疗或放、化疗来降低肿瘤的分期，从而进行有效的外科切除。对于Ⅳ期的患者，若转移灶为单器官，且肿瘤体积有限，能完全手术切除者，可在处理原发肿瘤的同时，考虑对转移灶行手术切除或立体定位放射手术及化疗。若肿瘤多发转移，则考虑化疗、姑息放疗、姑息手术、消融治疗、栓塞治疗、立体定向放射手术等方法。

2. 放疗可作为初始、术前或术后治疗。对于滑膜肉瘤放疗，NCCN 专家组推荐术前放疗，术前放疗局部复发率低于术后放疗，对于切缘阳性患者，术后放疗可提高局部控制率，对于该患者多次局部复发，复查无全身转移病灶，既往无放疗病史，局部调强放疗也可为一种治疗选择。

3. 软组织肉瘤的化疗。术前化疗仅存在于直径超过 10cm 的高级别肢体肿瘤，术后化疗可提高肢体软组织肉瘤的复发发生率，常用方案为表柔比星 + 异环磷酰胺、多柔比星 + 异环磷酰胺、异环磷酰胺 + 达卡巴嗪 + 多柔比星、环磷酰胺 + 长春新碱 + 多柔比星 + 达卡巴嗪等。软组织肉瘤的一线化疗药物以蒽环类药物和异环磷酰胺为主，一线化疗失败进入二线治疗的软组织肉瘤患者，目前尚无公认的治疗方案，使用蒽环类 + 异环磷酰胺方案辅助化疗后不足 1 年复发或转移者，可选用吉西他滨、达卡巴嗪、曲贝替丁等药物的单药或联合方案。以吉西他滨为基础的联合方案有生存优势；晚期、不可切除或转移疾病，也可采用上述单药或蒽环类药物为基础的联合化疗，吉西他滨结合多西他赛、长春瑞滨或达卡巴嗪是有效的，并优于单药方案。

4. 软组织肉瘤的靶向治疗。在特定类型的晚期或转移性软组织肉瘤中，靶向治疗研究获得有前景的结果。帕唑帕尼是多靶点酪氨酸酶抑制剂，指南一线推荐给晚期、不可切除或转移的非脂肪软组织肉瘤患者。2018 年 ASCO 会议上我国依荷芭丽·迟教授指出，安罗替尼在软组织肉瘤的多种亚型（包括滑膜肉瘤）显示了不错的客观缓解率和疾病控制率。

本病例中年男性，发病症状为无痛性右上臂肿块，进行性增大。行肿块切除术，术后病理为滑膜肉瘤，临床分期为 IB 期。针对 IB 期患者，手术切除是患者的标准初始治疗方法，但手术切除必须有合适的阴性切缘（＞1cm），手术医师和病理医师评估切除标本时，应记录手术切缘，完整的手术切除是避免局部复发的重要预后因素；针对术后切缘阳性或切缘不详的患者，建议术后辅助放疗。该患者术后病理切缘情况不明，为术后放疗适应证；针对直径超过 10cm 的高级别肢体肿瘤，术后化疗可降低术后复发率，患者肿瘤直径约 10cm，为术后化疗指征；软组织肿瘤局部复发，在不影响周围血管及重要脏器的前提下，手术是首选局部治疗方式，术后应给予辅助放、化疗，患者因2次复发行局部手术切除，应给予术后辅助治疗。

病例点评

1. 该患者病程经历充分说明软组织恶性肿瘤术前应该充分评估病变范围，病灶的根治性切除是保证治愈的基石；

2. 根据患者肿瘤直径、手术、术后病理状况，应做术后辅助放疗，但整个治疗病程中一直未予放疗，为治疗不足；

3. 患者术前、术后化疗总疗程不足为复发的重要原因；

4. 患者良好的治疗依从性以及术后治疗方案的选择是预防复发的关键环节。

参考文献

1. 宋金纲，陈勇. 软组织肉瘤的流行病学和致病因素//宋金纲，师英强. 软组织肿瘤学. 天津：天津科技翻译出版公司，2012：14 – 17.

2. WeekesRG，McLeodRA，ReimanHM，et al. CT of soft-tissue neoplasms. AJR Am J Roentgenol，1985，144（2）：355 – 360.

3. Calvo FA，Sole CV，Cambeiro M，et al. Prognostic value of external beam radiation therapy in patients treated with surgical resection and intraoperative electron beam radiation therapy for locally recurrent soft tissue sarcoma：a multicentric long-term outcome analysis. Int J Radiat Oncol Biol Phys，2014，88（1）：143 – 150.

4. Bonvalot S，Rivoire M，Castaing M，et al. Primary retroperitoneal sarcomas：a multivariate analysis of surgical factors associated with local control. J Clin Oncol，2009，27（1）：31 – 37.

5. Judson I，Verweij J，Gelderblom H，et al. Doxorubicin alone versus intensified doxorubicin plus ifosfamide for first-line treatment of advanced or metastatic soft-tissue sarcoma：a randomised controlled phase 3 trial. Lancet Oncol，2014，15（4）：415 – 423.

6. Maurel J，Lopez-Pousa A，de lasPeñas R，et al. Efficacy of sequential high-dose

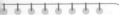 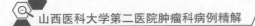
doxorubicin and ifosfamide compared with standard-dose doxorubicin in patients with advanced soft tissue sarcoma: an open-label randomized phase II study of the Spanish group for research on sarcomas. J Clin Oncol, 2009, 27 (11): 1893 – 1898.

7. Zalupski M, Metch B, Balcerzak S, et al. Phase III comparison of doxorubicin and dacarbazine givenby bolus versus infusion in patients with soft-tissue sarcomas: a Southwest Oncology Group study. J Natl Cancer Inst, 1991, 83 (13): 926 – 932.

8. SleijferS, Ray-CoquardI, PapaiZ, et al. Pazopanib, a multikinase angiogenesis inhibitor, in patients with relapsed or refractory advanced soft tissue sarcoma: a phase II study from the European organisation for research and treatment of cancer-soft tissue and bone sarcoma group (EORTC study 62043). J Clin Oncol, 2009, 27 (19): 3126 – 3132.

（薛利利 整理）

笔记

第八章
中枢神经系统肿瘤

036 脑胶质瘤术后辅助治疗 1 例

病例介绍

患者，女，65 岁。2018 年 1 月初无明显诱因出现间断头部胀痛、手持物不稳，无恶心、呕吐，无意识障碍，无头晕、黑蒙、视物模糊，症状呈阵发性，每次持续约 20 分钟，发作频繁，适当按摩头部后稍有好转，自行口服中药（具体不详）症状缓解不明显。后患者逐渐出现左侧肢体无力、走路不稳。于 2018 年 1 月 19 日就诊于我院神经外科行头颅 MRI 示右颞顶叶占位，考虑胶质瘤（图 152）。2018年 1 月 28 日在我院神经外科全麻下行右侧颞顶叶肿块切除术，术后病理示胶质母细胞瘤（WHO 分级：Ⅳ级），术后给予营养神经、脱水降颅压等对症治疗，患者头部胀痛、左侧肢体无力、走路不稳较前明显缓解，后自行在家调理。2018 年 2 月下旬再次出现头部疼痛及走路不稳，复查头颅 MRI 考虑右侧颞顶叶肿瘤复发（图 153）。2018 年 3 月 31 日再次在我院神经外科全麻下行右侧颞顶叶复发胶质母细胞瘤切除术，术后患者头痛缓解，但左侧肢体瘫痪，不能下床活动。术后给予患者口服替莫唑胺及调强放射治疗（60Gy/2Gy/30f），定期复查头颅 MRI，未见明显复发（图 154～图 156）。

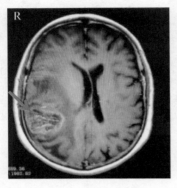
图 152　第 1 次术前 MRI 示右颞顶叶占位，考虑脑胶质瘤（2018 年 1 月 22 日）

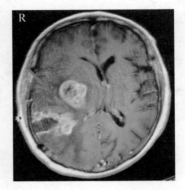
图 153　第 1 次术后 1 月余复查 MRI 示肿瘤局部复发（2018 年 3 月 22 日）

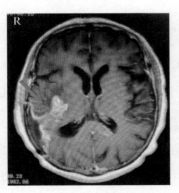
图 154　二次术后放疗及口服替莫唑胺 1 周期后，复查 MRI 示肿瘤少量残留（2018 年 5 月 29 日）

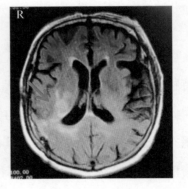
图 155　二次术后放疗及口服替莫唑胺治疗 3 周期后，复查 MRI 示右侧颞顶叶局部水肿，未见肿瘤残留（2018 年 7 月 20 日）

笔记

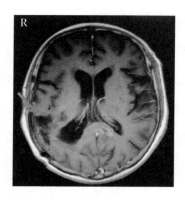

图 156　二次术后放疗及口服替莫唑胺治疗 6 周期后，复查 MRI 示右侧颞顶叶术后改变，未见肿瘤残留及复发（2018 年 10 月 31 日）

病例分析

　　神经胶质瘤是一种起源于大脑或脊髓的肿瘤，是最常见的中枢神经系统原发肿瘤，占 43%～50%，可发生于中枢神经系统的任何部位，最常见的发生部位是大脑，发病率 4/10 万～5/10 万，可发生于任何年龄段，约 2/3 集中在 45～70 岁，诊断时的平均年龄为 53 岁，30 岁以下非常少见，男性发病率高于女性。最常见的神经胶质瘤是多形性胶质母细胞瘤（glioblastoma multiforme，GBM）（其年发病率约为 3/10 万）和间变星形细胞瘤，分别占胶质瘤总数的 52% 和 10% 以上。WHO 将神经胶质瘤分为 4 级，恶性程度从低度到高度（Ⅰ级为良性，Ⅱ级为低度恶性，Ⅲ级、Ⅳ级为高度恶性），Ⅲ级胶质瘤以间变星形细胞瘤为主，Ⅳ级的胶质瘤以 GBM 为主，Ⅲ级、Ⅳ级起病迅速，一般将Ⅲ级以上的胶质瘤称为高级别胶质瘤或恶性胶质瘤。

　　目前脑胶质瘤的主要治疗方式依旧为手术，在"最大安全切除"原则下，应尝试保护患者的神经功能。全切除术的患者一般有更好的临床预后，而术中导航系统、磁共振成像、神经电生理监测等可以在增加切除范围的同时降低神经功能缺损的风险。但因脑胶

笔记

质瘤具有浸润生长的特点，外加神经系统解剖具有特殊性，手术难以将肿瘤完全切除，术后患者依旧无法摆脱复发率高的情况，因而术后对脑胶质瘤患者实施放化疗具有重要的现实意义。EORTC 26981/NCIC CE3 临床试验首次表明新诊断的胶质母细胞瘤患者经放疗联合替莫唑胺治疗可显著提高患者生存率。对于年龄＜70 岁、新诊断的胶质母细胞瘤患者术后放疗同步加辅助替莫唑胺化疗为标准治疗方案，放射治疗通常总剂量为 60Gy，分 30 次，放疗范围通常包含 T1 像增强区加 T2 像和 FLAIR 像肿瘤区边界外 2～3cm，同步替莫唑胺化疗为患者放疗期间接受 7 天剂量 75mg/m^2 化疗；辅助化疗为患者放疗后每 28 天接受 5 天剂量为 150～200mg/m^2 替莫唑胺化疗，共 6 个周期。

近年来随着放疗技术发展，适形调强放疗（IMRT）技术在脑胶质瘤术后放疗中得到广泛应用，既能够提高肿瘤靶区剂量又不增加正常脑组织的受照剂量。与传统适形放疗相比，IMRT 技术对于不规则形状或有凹面的靶区和邻近的危及器官更具优势。替莫唑胺属于一种抗肿瘤活性的烷化剂。临床文献报道显示替莫唑胺具有广谱抗肿瘤活性，能够对肿瘤细胞蛋白质、核酸、肽亲核区等部位发生作用，与此同时，替莫唑胺还能够对处于细胞分裂阶段不同时期的瘤细胞发挥作用，抑制肿瘤细胞的增殖。放化疗联合的治疗形式不但可利用放疗对细胞的杀伤作用与替莫唑胺代谢产物具有的细胞毒性，还可有效利用替莫唑胺放疗的增敏性。放化疗协同效应的有效利用，可在一定程度上减少替莫唑胺使用的剂量，减少患者治疗期间产生的不良反应。

该患者术后病理示：胶质母细胞瘤（WHO 分级：Ⅳ级），为高级别恶性胶质瘤，术后复发率高，需尽早行术后辅助放化疗。该患者二次术后给予标准方案的调强放射治疗及替莫唑胺辅助化疗，患者症状缓解明显，定期复查肿瘤未再复发，综合患者治疗经过，胶质母细胞瘤术后辅助放化疗效果显著。

病例点评

高级别脑胶质瘤细胞可广泛浸润大脑，且存在肿瘤体积大、分化程度低等转移和复发的高危因素，通常单纯手术难以将肿块完全切除，术后尽早行放化疗对患者的预后至关重要。该患者在首次术后未及时行放化疗，所以短期内很快复发，二次术后给予标准方案的调强放射治疗及替莫唑胺辅助化疗，定期复查肿瘤控制良好。所以术后坚持放化疗是患者目前病情稳定的基础。

另外多项临床研究表明，恶性脑胶质瘤术后口服替莫唑胺治疗 1 年相比 6 个月有更好的疾病缓解率和控制率，所以该患者口服替莫唑胺 6 周期后，评估病情无进展后可以继续口服该药治疗。

近年来免疫治疗在实体肿瘤治疗中大获成功，脑胶质瘤的多项 PD-L1 抑制剂临床研究也在进行之中，所以对于放化疗后进展或复发的恶性胶质瘤，免疫治疗也是一种值得尝试的方法。

参考文献

1. Oberoi RK, Parrish KE, Sio TT, et al. Strategies to improve delivery of anticancer drugs across the blood-brain barrier to treat glioblastoma. Neuro Oncol, 2016, 18 (1): 27 – 36.

2. Gallego O. Nonsurgical treatment of recurrent glioblastoma. Curr Oncol, 2015, 22 (4): 273 – 281.

3. Reznik E, Smith AW, Taube S, et al. Radiation and immunotherapy in high-grade gliomas: Where do we stand? Am J Clin Oncol, 2018, 41 (2): 197 – 212.

4. Stupp R, Mason WP, van den Bent MJ, et al. Radiotherapy plus concomitant and adjuvant temozolomide for glioblastoma. N Engl J Med, 2005, 352 (10): 987 – 996.

5. 刘桂超，胡学锋，黄国森，等. 调强放疗联合替莫唑胺同期化疗治疗恶性脑胶质瘤术后残留病灶的近期疗效. 中国现代医药杂志，2013，15（8）：23 − 26.

6. Lu J, Wu ZX, Zhang GF, et al. Dosimetric comparison of three-di-mensional conformal and intensity modulated radiotherapy in brain glioma. Chin J Radlol Med Prot, 2009, 29（5）：499 − 501.

7. Reiss SN, Yerram P, Modelevsky L, et al. Retrospective review of safety and efficacy of programmed cell death-1 inhibitors in refractory high grade gliomas. J Immunother Cancer, 2017, 5（1）：99.

8. Mantica M, Pritchard A, Lieberman F, et al. Retrospective study of nivolumab for patients with recurrent high grade gliomas. J Neurooncol, 2018, 139（3）：625 − 631.

9. Berghoff AS, Kiesel B, Widhalm G, et al. Programmed death ligand 1 expression and tumor-infiltrating lymphocytes in glioblastoma. Neuro Oncol, 2015, 17（8）：1064 − 1075.

（原强　整理）

第九章
皮肤癌及恶性黑色素瘤

037 广泛转移恶性黑色素瘤 1 例

病例介绍

患者，女，62 岁。2017 年 4 月于当地医院行右拇指远端指骨切除术，术后病理示恶性黑色素瘤，术后未予特殊诊治。2018 年 6 月底出现咳嗽、咳白痰伴气短，2018 年 7 月 16 日就诊于外院，行胸部 X 线片示右侧胸腔积液。为进一步诊治就诊于我科，2018 年 7 月 10 日行胸部 CT 示双侧胸廓对称，纵隔居中。右肺体积缩小，右侧胸腔可见大量胸腔积液，双侧肺野可见多发大小不一结节状高密度影，肺门及纵隔可见多发肿大淋巴结影，部分可见融合，肺动脉包绕受压，右侧胸膜可见不均匀结节样增厚，左侧胸腔可见液体密度影，右侧腋窝可见多发团块状、结节状软组织密度影，最大的约

7.8cm×5.4cm，可见分叶，部分可见融合并可见液化坏死，增强扫描实性部分平均CT值约54HU（图157）。2018年7月30日行右侧腋窝肿块穿刺活检病理示（纤维结缔组织）可见色素型肿瘤组织，考虑黑色素瘤转移。全身骨扫描示颅骨、脊柱、肋骨、骨盆及四肢长骨多发显像影异常浓聚，考虑骨恶性病变。完善相关检查后明确诊断为右拇指黑色素瘤术后复发、双肺转移、双侧胸膜转移、右侧胸腔积液、多发骨转移、多发淋巴结转移。先后予替莫唑胺＋奈达铂方案化疗及恩度治疗3周期，治疗效果明显，右侧胸腔积液基本消失，右腋窝淋巴结明显缩小（图158）。

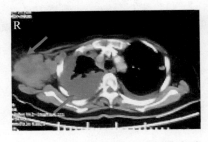

图157　胸部CT示右侧大量胸腔积液，右侧腋窝软组织密度影7.8cm×5.4cm

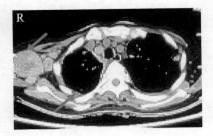

图158　胸部CT示右侧胸腔积液基本消失，右侧腋窝淋巴结缩小至3.6cm×1.8cm

病例分析

恶性黑色素瘤（malignant melanoma，MM），简称恶黑，是一种恶性程度极高的皮肤肿瘤，多发生于皮肤体表，占皮肤恶性肿瘤的7%~20%。国外统计其发病率占全部恶性肿瘤的1%~3%。白色人种恶黑发病率最高，澳大利亚昆士兰白人发病率高达28.4/10万，我国恶黑发病率约为0.8/10万。近年来许多国家皮肤恶黑的发病率在迅速增长，相应的病死率也在增加，发病年龄也愈来愈

笔记

早，因此，受到人们重视。皮肤恶黑是起源于表皮的正常黑色素细胞或痣细胞的恶性肿瘤，主要发生在中老年，男女恶黑发病率无显著差异。发病部位：头颈部、躯干部、下肢各占约25%，上肢（包括甲下恶黑）约占12.5%，其他部位占12.5%。但在不同性别中，部位分布差异很大，男性发生在躯干部的恶黑约占50%，女性则约有50%发生在四肢，尤其以下肢居多。发病部位与种族亦关系密切，黑人中恶黑发生在下肢的占60%多，且又有半数患者病变发生在足底。

我国NCCN指南中将达卡巴嗪或替莫唑胺＋恩度作为一线治疗方案。Cohen等采用BDV方案（BCNU、DTIC、VCR）治疗40例恶黑有效率为42.5%。传统化疗易产生抗药性，因此，寻求化疗增敏剂来加强细胞毒药物的杀伤作用或改变肿瘤细胞的抗药性已成为今后肿瘤化疗的一个新方向。对于晚期黑色素瘤，以PD-1抗体为基础的免疫治疗有效率明显高于化疗，相关研究也显示免疫哨卡抑制剂显著延长西方人转移性皮肤黑色素瘤的生存时间，患者的5年生存率高达54%，显著高于DTIC的5%~8%。目前晚期黑色素瘤的靶向治疗包含免疫治疗、个体化靶向治疗和化疗等。个体化靶向治疗和免疫治疗使得晚期黑色素瘤的1年生存率由化疗时代的30%提高到了73%~75%。

黑色素瘤是第1种拿出2年和3年生存数据的肿瘤。黑色素瘤的基因突变主要集中在MAPK信号通路，该通路最重要的2个靶点是*CKIT*和*BRAF*，这也是我国黑色素瘤患者比较明确的基因突变位点。此外，*mTOR*、*CDK*和*GNAQ/11*在我国黑色素瘤患者中的突变也在探索中。近年来，随着黑色素瘤中*BRAF*、*c-KIT*等重要癌基因的发现，晚期黑色素瘤的治疗也得到了极大的推动，以BRAF激酶抑制剂为主的靶向治疗成为研究热点。2011年vemurafenib

（BRAFV600E 抑制剂）被美国食品与药物管理局（FDA）批准用于晚期黑色素瘤的治疗，标志着 MM 靶向治疗大门的开启。Vemurafenib 有效率约为 50%，PFS 期延长至半年左右，显著改善了晚期黑色素瘤患者的生存。随后的研究发现，vemurafenib 耐药后会出现"爆发式"进展，*NRAS* 继发突变可能是"罪魁祸首"。因此，科学家们使用 dabrafenib（BRAFV600 抑制剂）联合 trametinib（MEK 抑制剂）治疗这部分患者，结果发现有效率进一步提高至 70% 左右，PFS 期延长至 12 个月左右。FDA 于 2013 年批准 dabrafenib 联合 trametinib 治疗晚期 BRAFV600 突变的黑色素瘤患者。索拉非尼是首个在中国成功上市的泛 RAF 激酶抑制剂，作用于 RAF、血管内皮生长因子受体 2（VEGFR-2）、VEGFR-3、血小板源性生长因子受体 β（PDGFR-β）、c-KIT 和 FMS 样的酪氨酸激酶 3（FLT-3），可以同时抑制 RAF/MEK/ERK 信号传导通路及肿瘤新生血管的形成。因此，我们为晚期黑色素瘤患者选用能覆盖 BRAF 靶点的药物——索拉非尼，黑色素瘤的免疫治疗目前已有了很多令人振奋的研究成果，也给黑色素瘤患者带来了福音，在国内逐渐得到了越来越多的认可，Nivolumab 阻断了 PD-1 对 T 细胞的抑制作用，从而激活肿瘤患者体内免疫效应细胞发挥杀瘤效应。2013 年美国临床肿瘤学会（ASCO）年会上发布的一项临床研究显示，在 107 例接受治疗的黑色素瘤患者中，31% 获得客观缓解。临床 I 期研究显示，全部 5 个剂量试验组均获缓解，中位生存期 16.8 个月，其中 3kg/mg 组患者的中位生存期为 20.3 个月，而随后的Ⅲ期临床研究因明显延长 OS 而被提前终止。对 *BRAF* 突变的患者，抗 PD-1 治疗也有效。一项在 *BRAF* 突变患者中比较 PD-1 单抗和达卡巴嗪疗效的研究显示，抗 PD-1 治疗组 1 年生存率 72.9%，而达卡巴嗪组仅 42.1%。更令人惊讶的是，PD-1 单抗联合细胞毒性 T 淋巴细胞相关抗原 4（CTLA-4）单抗治疗的有效率达 43%，1 年生存率高达 85%，2 年生存率 79%。然而，PD-1 单抗主要是通过重建机体免疫系统来达到识别和破坏肿瘤的目的，治疗起效缓慢，约 4～6 个月后肿瘤才开始缩小，甚至有的病例 12 个月后才起效。PD-1 单抗的优势可能更多地体现在持续发挥疗效方面。所以，对于疾病进展迅速的晚期黑色素瘤患者，单独给予 PD-1 单抗治疗可能并不能迅速有效地控制病情，选择初始抗肿瘤效应较强的化疗及靶向治疗药物，可能是更合适的方案。基于靶向治疗和免疫治疗的临床有效性形式的不同，也有学者提出，联合应用靶向治疗和免疫治疗或许能实现互补，各取所长，但未来还需要进一步开展临床研究来验证，值得期待。

病例点评

1. 恩度联合替莫唑胺 + 铂类化疗治疗晚期恶性黑色素瘤已进入我国 CSCO 指南，该方案疗效明确；

2. 该患者如果完善基因检测及 PD-1 检测，可以选择靶向治疗或者免疫治疗作为更优治疗方案。

参考文献

1. Desantis CE, Lin CC, Mariotto AB, et al. Cancer treatment and survivorship statistics. CA Cancer J Clin, 2014, 64 (4): 252 – 271.

2. Grimaldi AM, Simeone E, Festino L, et al. Novel mechanisms and therapeutic approaches in melanoma: Targeting the MAPK pathway. Discov Med, 2015, 19 (107): 455 – 461.

3. Paluncic J, Kovacevic Z, Jansson PJ, et al. Roads to melanoma: Key pathways and emerging players in melanoma progression and onco-genic signaling. Biochim Biophys Acta, 2016, 1863 (4): 770 – 784.

4. Kunz M, Holzel M. The impact of melanoma genetics on treatment response and resistance in clinical and experimental studies. Cancer Metastasis Rev, 2017, 36 (1): 53 – 75.

5. Ahmad N, Mohammad K, Anne P, et al. New Drug Combination Strategies in Melanoma: Current Status and Future Directions. Anticancer Res, 2017, 37 (11): 5941 – 5953.

6. Christiansen SA, Khan S, Gibney GT. Targeted therapies in combination with immune therapies for the treatment of metastaticmelanoma. Cancer J, 2017, 23 (1): 59 – 62.

7. 陈含笑，斯璐，郭军. 甲磺酸伊马替尼胶囊治疗 C-KIT 突变型晚期黑色素瘤的疗效及安全性观察. 肿瘤学杂志，2016，22（7）：569 – 573.

8. 吴达军，许峰. 晚期恶性黑色素瘤的新药治疗进展. 华西医学，2016，31 (12): 2079 – 2083.

9. Han-Hsun S, David S, Jason PS, et al. The effect of timing of ste-reotactic radiosurgery treatment of melanoma brain metastases trea-ted with ipilimumab. J Neurosurg，2017，127（5）：1007 – 1014.

（梁娟　整理）

第十章
癌痛管理

038　羟考酮滴定及静脉泵1例

📋 病例介绍

患者，男，66岁。2015年7月行右肺上叶切除术，术后病理示中分化鳞癌。术后即出现右侧胸部疼痛。2015年9月复查胸部CT，考虑右侧胸壁局部复发，侵犯肋骨（图159）。给予局部放疗，同时口服盐酸羟考酮缓释片30mg，q12h止痛治疗。之后给予患者多次全身化疗，但仍然多次出现局部复发（图160），间断出现右胸部疼痛，继续口服盐酸羟考酮缓释片60mg，q12h，镇痛治疗，效果尚可。

患者右侧胸部疼痛加重，2017年9月15日重新滴定（表3）。2018年1月18日复查胸部CT示疾病仍继续进展（图161）。该患

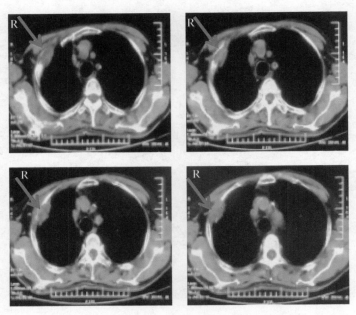

图 159 复查胸部 CT 示右肺近胸膜处可见团块状软组织密
度影，考虑为术后局部复发

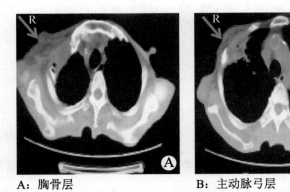

A：胸骨层　　　　　　　　B：主动脉弓层

图 160 复查胸部 CT 示右肺近胸膜处可见多发斑片及条索状
高密度影；纵隔内可见淋巴结，双侧胸膜增厚；右侧
部分前肋可见骨质破坏（2017 年 9 月 11 日）

者口服盐酸羟考酮缓释片 300mg，q12h，普瑞巴林胶囊 75mg，
q12h，塞来昔布胶囊 200mg，q12h，因右侧胸壁局部进展，仍持续
出现右侧胸部疼痛并有加重现象，疼痛程度数字评估量表
（numerical rating scale，NRS）评分 8 ~ 9 分，且出现恶心、呕吐等

胃肠道不适反应，无法继续口服盐酸羟考酮缓释片止痛治疗。改为持续静脉泵入吗啡注射液继续止痛治疗。

表3 患者滴定过程

滴定阶段：	盐酸羟考酮缓释片 60mg q12h		
第1天（2017年9月15日）			
时间	NRS评分	处理爆发痛	动态评估
17：17	8分	吗啡注射液 5mg IV	15分钟后评估：7分
17：33	7分	吗啡注射液 10mg IV	15分钟后评估：4分
17：50	4分	吗啡注射液 10mg IV	30分钟后评估：2分
处理爆发痛3次，共计吗啡注射液25mg，换算成盐酸羟考酮缓释片为50mg			
21：30		口服盐酸羟考酮缓释片 110mg q12h	
第2天（2017年9月16日）			
07：32	8分	吗啡注射液 15mg IH	30分钟后评估：3分
08：58	7分	吗啡注射液 18mg IH	30分钟后评估：3分
处理爆发痛2次，共计吗啡注射液33mg，换算成盐酸羟考酮缓释片为66mg			
09：30	3分	口服羟考酮缓释片160mg q12h 10分钟后患者出现呕吐	
16：31	8分	吗啡注射液 18mg IV	15分钟后评估：3分
19：39	7分	吗啡注射液 20mg IV	15分钟后评估：3分
21：00	3分	静点帕洛诺司琼注射液预防呕吐对症治疗	
21：30	3分	口服盐酸羟考酮缓释片 160mg q12h， 当晚未出现呕吐症状，同时也未出现爆发痛	
第3天（2017年9月17日）			
09：30	2分	口服盐酸羟考酮缓释片 160mg q12h， 当天未出现呕吐症状，未出现爆发痛	
至此，滴定成功			

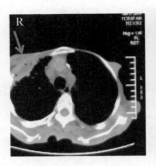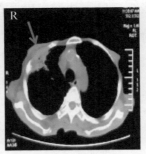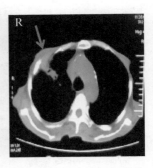

图 161　复查胸部 CT 示右侧第 1～第 3 前肋可见溶骨性骨质破坏，可见团块
　　　　状软组织密度影，范围约 6.6cm×2.7cm，密度不均，其内可见液
　　　　化坏死；纵隔内可见增大淋巴结

病例分析

　　该患者为癌症局部晚期患者，右侧胸壁局部持续进展，导致患者持续出现右侧胸部疼痛加重，口服盐酸羟考酮缓释片剂量也不断增加：从 2015 年 9 月口服盐酸羟考酮缓释片 30mg，q12h，至 2018 年 1 月 18 日口服盐酸羟考酮缓释片 300mg，q12h，剂量达到初始的 10 倍。世界各国颁布的药典有明确规定：吗啡或羟考酮的使用，无剂量限制。也就是说，只要患者能够耐受不良反应，使用吗啡或羟考酮的剂量是没有限制的。目前在国内，使用羟考酮的最大剂量是浙江省肿瘤医院一例患者，口服盐酸羟考酮缓释片 2000mg，q12h。而在山西省，使用羟考酮的最大剂量是临汾市第四人民医院一例患者，口服盐酸羟考酮缓释片 1000mg，q12h。足以可见，使用吗啡或羟考酮可以达到多大的剂量。该患者使用羟考酮的最大剂量是 300mg，q12h。

　　NRS 是临床上最常用的量化评估疼痛的方法，用 0～10 代表不同程度的疼痛，0 为无痛，10 为剧痛；应询问患者：你的疼痛有多严重？或让患者自己圈出一个最能代表自身疼痛的数字；方法简便易行，应用广泛，对于大多数患者来说，NRS 能更准确地表述出患者的真实疼痛程度（图 162）。

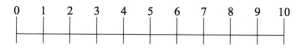

图 162　疼痛程度数字评估量表。0 分为无痛，1～3 分为轻度疼痛，4～6 为中度疼痛，7～10 为重度疼痛

临床上对于晚期癌痛患者，使用吗啡或羟考酮加量的原则是根据患者睡眠情况或出现爆发痛的次数来决定。如果患者使用一定剂量的强阿片类药物，如吗啡或羟考酮，通过以下 2 点来决定如何调整药物剂量：①夜间睡眠。如果患者整晚不能入睡，将目前剂量增加 1 倍，如口服盐酸羟考酮缓释片 20mg，q12h，第 2 天调整为盐酸羟考酮缓释片 40mg，q12h；如果患者夜间仍影响睡眠，但可间断入睡，将目前剂量增加半倍，如口服盐酸羟考酮缓释片 20mg，q12h，第 2 天调整为口服盐酸羟考酮缓释片 30mg，q12h。②爆发痛的次数。如果患者 12 小时内出现 ≥2 次爆发痛或 24 小时内出现 ≥3 次爆发痛，将目前剂量增加半倍至 1 倍，如口服盐酸羟考酮缓释片 20mg，q12h，第 2 天调整为口服盐酸羟考酮缓释片 30mg，q12h 或 40mg，q12h。关于处理爆发痛的即时药物用量，NCCN 成人癌痛指南（2018 版）有明确规定，即全天吗啡总量的 10%～20%，如某患者目前口服硫酸吗啡缓释片 60mg，q12h，那么，该患者处理爆发痛的剂量是 $60 \times 2 \times (10\% \sim 20\%) = 12mg \sim 24mg$，我们一般取整数 20mg。

羟考酮换算为吗啡注射液的方法，全天羟考酮缓释片剂量 $300mg \times 2 = 600mg$，$600mg \times 1.5 = 900mg$（剂量换算：羟考酮片剂：吗啡片剂 = 1 ∶ 1.5 或 1 ∶ 2，我们常用 1 ∶ 1.5），为全天吗啡片剂的剂量，$900mg \div 3 = 300mg$ 全天吗啡注射液（剂量换算：吗啡注射液：吗啡片剂＝1∶3），所以应当每日持续静脉泵入吗啡注射液300mg。根据NCCN成人癌痛指南（2017版）推荐，当口服片剂改为持续静脉注射时，可考虑适当减少1/4～1/3的剂量，以减少因剂型转换带来的不良反应。因此，起始每日静脉泵入吗啡注射液300mg，减少1/3的剂量，改为每日静脉泵入吗啡注射液200mg。连续5日静脉泵入吗啡注射液的量为200mg×5＝1000mg。

患者从2018年1月18日～2月7日，共持续静脉泵入吗啡注射液20天，只出现过2次爆发痛，每日NRS疼痛平均评分为2～3分，基本达到了止痛的目的。

晚期恶性肿瘤引发的癌性疼痛是临床上常见的症状，根据癌痛流行病学调查，近80%的恶性肿瘤患者被癌痛困扰，59%接受抗肿瘤治疗的患者会经历癌痛，64%的晚期肿瘤患者会经历癌痛，33%有治愈可能的肿瘤患者会经历癌痛。所以，止痛对症治疗在肿瘤科是常见的姑息治疗手段，不可或缺。

目前，我们要建立一些基本的癌痛治疗理念：第一，对于疼痛患者的治疗要尽快达到无痛睡眠，要尽量达到无痛休息、无痛活动。第二，给药原则是按阶梯给药、口服给药、按时给药。第三，弱化二阶梯药物的使用。第四，NRS是目前最常用的疼痛评估方法。第五，要熟练掌握阿片类药物的滴定原则。第六，吗啡及羟考酮无剂量限制，对人体器官无毒性，在临床上可以安全使用。第七，非甾体类抗炎药不宜长期用于慢性癌痛。第八，两个非甾体类抗炎药物不能联合应用。第九，复方制剂不宜长期用于慢性癌痛，如哌替啶、布桂嗪等。第十，两个长效阿片类药物不宜联合使用。第十一，使用阿片类药物出现呕吐、镇静等不良反应时，不宜立即停用阿片类药物。第十二，静脉持续泵入吗啡注射液适合于有胃肠道症状不能口服药物、经规律口服强阿片类药物仍无法控制的难治性癌痛患者。

病例点评

目前临床上常用的缓释制剂价格较贵，如该患者每日口服盐酸羟考酮缓释片600mg，大概每日需要花费将近500元人民币，费用昂贵，给患者及其家属带来了巨大的经济负担。而每日泵入吗啡注射液200mg，花费只有60元，很经济。对于口服缓释片剂量较大而经济条件较差以及不宜口服的患者，优选PCA泵。

目前，基层医院很少使用大剂量吗啡注射液泵入治疗，而该病例展示了大剂量持续泵入吗啡注射液具有经济、安全性好的优点，值得进一步推广。

参考文献

1. Swarm RA, Dans M. NCCN Frameworks for Resource Stratification of NCCN Guidelines：Adult Cancer Pain and Palliative Care. J Natl Compr Canc Netw, 2018, 16 (5S)：628 – 631.

2. 中国抗癌协会癌症康复与姑息治疗专业委员会（CRPC）难治性癌痛学组. 难治性癌痛专家共识（2017年版）. 中国肿瘤临床, 2017, 44 (16)：787 – 793.

3. Caraceni A, Hanks G, Kaasa S, et al. Use of opioid analgesics in the treatment of cancer pain：evidence-based recommendations from the EAPC. Lancet Oncol, 2012, 13 (2)：e58 – e68.

4. 王昆，王杰军. 难治性癌痛诊断与治疗. 北京：人民卫生出版社，2018.

5. 樊碧发. 癌痛规范化诊断和治疗. 北京：人民卫生出版社，2017.

（肖峰　整理）

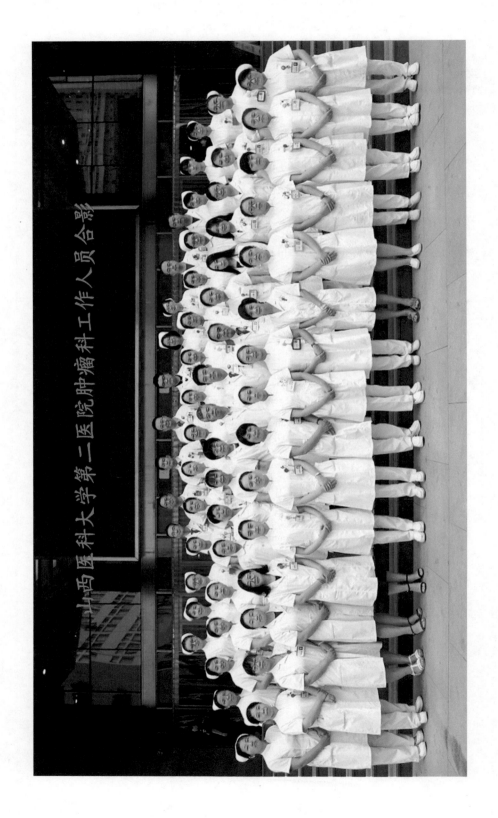

山西医科大学第二医院肿瘤科工作人员合影